EL ENFOQUE FONOLÓGICO EN LAS ALTERACIONES DEL HABLA INFANTIL

Analía Álvarez – Carina Graciano

Álvarez, Analía

El enfoque fonológico : en las alteraciones del habla infantil / Analía Álvarez ; Carina Graciano ; editado por Luli Bonardi ; prólogo de Gerardo Aguado. - 1a ed revisada. - Villa Adelina : Pablo Ezequiel Pradella, 2020.

93 p. ; 25 x 20 cm.

ISBN 978-987-86-4554-4

1. Fonoaudiología. I. Graciano, Carina. II. Bonardi, Luli, ed. III. Aguado, Gerardo, prolog. IV. Título.

CDD 414

ÍNDICE

PRÓLOGO

Los trastornos fonológicos están en casi cualquier limitación del lenguaje que se pueda encontrar en los niños de edad escolar debido al estatuto de esa dimensión del lenguaje y las consecuencias de sus propiedades. En efecto, entre las dimensiones del lenguaje, es sin duda la fonológica la que presenta mayor rapidez en la realización y un mayor nivel de automatización, y es, por lo tanto, la menos accesible a la conciencia. Comparte con la dimensión sintáctica esas características; pero es evidente que el usuario del lenguaje puede parar, reflexionar y modificar sus enunciados por medio de la selección de una u otra forma conjuntiva, uno u otro sufijo para que el oyente identifique el tiempo en que se produce el hecho narrado o interrogado o informado, etc., aunque ciertamente en muchas ocasiones el hablante no piensa en ello, y esas formas "le vienen a la lengua". Sin embargo, en la secuenciación fonémica eso no es posible; cuando el niño quiere decir algo, selecciona las palabras, pero no para en ningún momento de su vida (salvo quizás cuando se convierte en un logopeda o en un psicólogo del lenguaje) a observar detenidamente cómo el interlocutor va emitiendo cada sonido de esa palabra, ni a pensar sobre su colocación en la cadena fónica, ni sobre cómo tiene que colocar los distintos órganos de la articulación cada milisegundo (en este sentido, por ejemplo, la velocidad del habla de un niño de 3 años es 116-163 sílabas por minuto). "*Take care of the sense, and the sounds will take care of themselves*", le decía la fea duquesa a Alicia (Carroll, L. *Alice's adventures in Wonderland*, 1865).

Entonces, la dimensión fonológica se puede ver afectada por la limitación de los movimientos de los órganos de la articulación (disartrias, disglosias, etc.) y de la percepción (hipoacusias). Pero también por dificultades para representar las praxias fonéticas, las transiciones entre sonidos, y en suma las secuencias de sonidos que constituyen la forma de las palabras. El origen de esas dificultades sigue siendo motivo de fecundas discusiones, lo mismo que la forma en que se representan esas praxias, transiciones y secuencias en la mente del hablante. Sin embargo, esas dificultades hacen que, cuando el hablante recupera de su memoria semántica la forma de una palabra para que un significado sea transmisible, se encuentra con una forma incompleta, distorsionada, alterada en el orden de los sonidos, ininteligible. Y esa dificultad no se debe a la imposibilidad de articular los sonidos por los que está constituida esa forma determinada, al menos no es así en la mayor parte de los casos ni de manera primordial. Sino que en alguna etapa entre la formación de la plantilla fonológica (selección de los fonemas, representaciones abstractas de los sonidos por los que está compuesta la forma de la palabra) hasta el montaje de las piezas fonéticas (manera en que se van a realizar los sonidos en función de los sonidos adyacentes, el acento, etc.), e incluso en la implementación del programa (selección de parámetros de fuerza espiratoria, presión de los órganos, etc.), se producen errores que impiden la organización de esa complejísima melodía de movimientos y sonidos que es el habla. Y buena parte de los trastornos del lenguaje están constituidos, como núcleo o asociados de forma relevante, por esas dificultades en esta dimensión formal.

Ese carácter representativo de la fonología y su realización en forma de sonidos ha originado un cambio paulatino pero imparable en la intervención de los trastornos fonológicos: de estrategias basadas en el aprendizaje de gestos y praxias para producir sonidos concretos y aislados a estrategias que tienen en cuenta que los sonidos son partes de secuencias coarticuladas y que, por tanto, las dificultades pueden seguir reglas en función de la estructura en que se encuentren insertados los sonidos.

Y a explicar esos trastornos fonológicos de origen psicolingüístico, a dar cuenta de ese cambio en la intervención y a ponerle cuerpo dedican las autoras este libro. Y lo hacen con una clara intención didáctica, formativa. Por eso, las cuatro partes de las que se compone el libro están claramente diferenciadas.

La primera describe el sistema fonológico de nuestra lengua y las reglas fonotácticas que lo rigen, con las lógicas concreciones de dicho sistema en el habla rioplatense, que es el habla de las autoras y el objeto de su trabajo de fonoaudiólogas.

La segunda parte describe tres clasificaciones de los trastornos del habla, de gran utilidad clínica, bien fundamentadas en los datos obtenidos de las observaciones.

La tercera proporciona información exhaustiva sobre las formas de evaluar los trastornos. Aunque se divide la evaluación en niveles (perceptivo, organización, etc.), las autoras no pierden en ningún momento el sentido integral de la evaluación, que se va percibiendo a lo largo del capítulo con referencias a los procesos evolutivos de simplificación, el tipo de errores (sistémicos, estructurales y asimilatorios), y la necesidad de una evaluación no lineal, más acorde con las nuevas perspectivas teóricas sobre la adquisición del sistema fonológico.

Y es la cuarta parte (integrada por los capítulos 4 y 5), significativamente más extensa, la que se dedica a la intervención en la dimensión fonológica, ya sea para mejorar el habla de los niños o para aumentar los conocimientos respecto a la organización de los sonidos (conciencia fonológica). La propuesta está clara desde el principio cuando describen los distintos métodos publicados por otros autores: la intervención debe guiarse por principios de integración de las dificultades concretas en procesos más extensos. A partir de los ellos, será más fácil la generalización de lo adquirido. Además, la propuesta de intervención de las autoras tiene el mismo sentido. Sin embargo, no olvidan otras formas de intervención para niños con trastornos en los que resulta difícil la identificación de procesos deficitarios que expliquen sus dificultades concretas, como el caso del trastorno inconsistente (característico de la dispraxia verbal).

Este libro es consecuencia de la inquietud de las autoras y sus preguntas acerca del trabajo propio con niños afectados por dificultades fonológicas. Cuando la práctica resulta sospechosamente poco eficiente, aunque quizás aceptablemente eficaz, y los resultados son en alguna medida insatisfactorios, y cuando a ello se une un buen nivel de conocimientos, honradez profesional que permite develar y tomar como objeto de reflexión las propias limitaciones, además de un interés genuino por resolver los problemas que los niños con nombre y apellido nos plantean y mejorar la propia actividad, es cuando aparecen libros como este. No me cabe la menor duda de que las autoras están permanentemente espoleadas por esas "limitaciones positivas". Puedo dar fe de ello.

Por todo ello, me congratulo de la aparición de este libro, que es un interesante y práctico aporte al buen trabajo logopédico y no permanecerá mucho tiempo en la estantería, como suele ocurrir con muchos otros libros, sino que será consultado y manejado constantemente por los logopedas hasta deslomarlo, apropiado final de algo que se incorpora al propio conocimiento.

Pamplona, 3 de noviembre de 2008

GERARDO AGUADO
Psicología del Lenguaje, Universidad de Navarra
Centro Huarte de San Juan

INTRODUCCIÓN:
EL ENFOQUE FONOLÓGICO

Desde hace varias décadas, fundamentalmente a partir del trabajo de David Ingram: *Phonological Disability in Children* (1976) -traducido al español como "Trastornos Fonológicos en el Niño" (1983)-, ha cobrado especial interés el uso de abordajes de base lingüística para aquellos niños que manifiesten problemas específicos en la inteligibilidad del habla.

Previamente, el denominado Enfoque Fonético o Tradicional asumía que este tipo de trastornos se debía a dificultades motoras o articulatorias. La evaluación se limitaba entonces, a determinar qué sonidos podía producir o no el niño, basándose fundamentalmente en pruebas de repetición. El tratamiento, a su vez, consistía en realizar la práctica articulatoria necesaria para alcanzar una producción precisa.

Con la aplicación en la práctica clínica de diversas teorías, como las de la Fonología Generativa (Chomsky y Halle, 1968) y la Fonología Natural (Stampe, 1969), se genera un cambio en esta conceptualización de los errores en el habla infantil, que ya no son vistos como exclusivamente articulatorios en su naturaleza, sino relacionados con un problema en la organización del sistema lingüístico. Esto ha conllevado una reformulación de la evaluación y el tratamiento de estos casos, guiada por un nuevo enfoque: el Enfoque Fonológico.

En primer lugar, las etiquetas de "trastornos articulatorios funcionales", "trastornos sensoriomotores" o "dislalias múltiples" se reemplazan por la de "trastornos fonológicos del desarrollo" para reflejar el origen central (lingüístico) de estas alteraciones. Si bien la nueva denominación tiene distintas connotaciones según el autor, la gran mayoría acuerda en considerar las dificultades como trastornos que afectan la inteligibilidad del habla sin una causa orgánica evidente, caracterizados por omisiones y sustituciones fonémicas múltiples.

De acuerdo con esa interpretación, la "evaluación fonológica" tendrá como eje central el análisis de la capacidad del niño para estructurar el sistema de sonidos de su lengua. Con ese propósito, recurre a la toma de muestras de lenguaje espontáneo, pues evidencian las habilidades reales de organización que posee el niño. A partir de las muestras y su comparación con habilidades perceptuales y productivas, se conforma el inventario fonémico o fonológico y el sistema de reglas, determinándose si se trata de un desarrollo típico, retrasado o desviado.

Por su parte, la "intervención fonológica" plantea como objetivos principales reestructurar el sistema del niño y mejorar su inteligibilidad. Han surgido distintos abordajes de ese tipo que se basan en diferentes teorías fonológicas y lingüísticas. Generalmente, implican actividades donde el niño juega un rol activo en la comunicación y se enfrenta a la consecuencia de sus errores fonémicos para la trasmisión del mensaje. Se evitan los ejercicios de repetición y las tareas giran alrededor del uso de un vocabulario especialmente seleccionado, introducido en situaciones significativas (estructuradas o naturales).

Se ha comprobado que la inclusión del abordaje –directo o indirecto- de la conciencia fonológica es especialmente importante, por la falta de desarrollo de esta habilidad en algunos niños, o por su incidencia favorable en la evolución de aquellos que presentan dificultades en la memoria de corto plazo.

En este trabajo, presentamos una síntesis de las aplicaciones del Enfoque Fonológico, tanto en la evaluación como en el tratamiento de los trastornos fonológicos en los niños. Se explican los principios teóricos, estrategias y recursos que guían nuestra práctica cotidiana. También se describen otros abordajes basados en la palabra que buscan lograr una mayor efectividad y eficiencia en los resultados mediante análisis fonológicos más complejos del sistema infantil. La variedad que se encuentra dentro de los abordajes fonológicos parece estar determinada por la diversidad de trastornos existentes, por lo que creemos que su aplicación no debería pensarse en forma estereotipada y estricta, sino ajustarse al perfil y las necesidades de cada niño en particular.

1

ALGUNOS CONCEPTOS BÁSICOS SOBRE FONÉTICA Y FONOLOGÍA

Para facilitar la comprensión del Enfoque Fonológico y sus aplicaciones, consideramos oportuna la revisión de algunos conceptos centrales de dos ramas de la Lingüística:

· la Fonética, que estudia los sonidos del habla desde una perspectiva física y fisiológica y,

· la Fonología, que estudia cómo se organizan los sonidos de una lengua y cuál es su función.

Así, el *análisis fonético* implica una descripción de los rasgos acústicos y/o articulatorios de los sonidos mientras que el *análisis fonológico* incluye una descripción de los rasgos lingüísticamente significativos, es decir, capaces de diferenciar significados.

Fonemas, fonos y reglas fonológicas

Los fonemas de una lengua (objeto de estudio de la Fonología) tienen variantes fonéticas -que dependen del contexto fónico- llamadas *alófonos* (objeto de estudio de la Fonética). Por ejemplo, en la palabra *bebé,* encontramos dos alófonos de un sólo fonema consonántico: /b/. El primero es oclusivo, porque está en posición inicial absoluta y se transcribe [b]; el segundo es la realización aproximante, que se produce entre vocales, y se transcribe [ß]. Como hablantes del español, no somos conscientes de esta diferencia porque no distingue significados. En cambio, sí somos conscientes de la diferencia entre dos sonidos como /b/ y /g/ pues nos permite distinguir, por ejemplo, entre /bota/ y /gota/. En este caso, se dice que /b/ y /g/ son fonemas distintos.

La lista de alófonos de una lengua conforma *el inventario fonético* y es siempre mayor que la de los fonemas, que son la representación mental, abstracta de estos sonidos, y que constituyen el *inventario fonémico o fonológico*.

La relación entre las representaciones abstractas o fonológicas y las representaciones articulatorias o fonéticas está dada por las denominadas *reglas fonológicas*, las que el hablante de una lengua aplica de manera inconsciente. Las reglas son las que determinan a qué contextos corresponde cada alófono. En el ejemplo citado, la regla establece que el alófono oclusivo se utiliza después de un silencio o de una consonante nasal y el alófono aproximante, en el resto de los contextos.

En la Figura 1.1, se presenta un cuadro donde figuran los símbolos de los fonemas consonánticos del español rioplatense y de los respectivos alófonos, con sus rasgos de modo, punto articulatorio y sonoridad. Además, se indica cuando corresponde, el contexto de la emisión al que pertenece cada fono (regla fonológica) y se dan algunos ejemplos en forma ortográfica para s u m ejor identificación. Las representaciones corresponden a la posición de consonante inicial de sílaba (sílaba directa).[1]

Oposiciones fonológicas

Los fonemas están formados por un conjunto de rasgos pertinentes, relevantes o distintivos, cuya función es diferenciarlos de otros fonemas –es decir, distinguir significados. Por ejemplo, el rasgo labial de /b/ es relevante para distinguirla de otras consonantes de la misma clase[2] la dental /d/ y la velar /g/. En cambio, los rasgos que diferencian dos alófonos no son distintivos sino redundantes; sería el caso de los rasgos oclusivo y aproximante que diferencian los alófonos [b] y [ß].

1 En sílaba inversa existen otras variaciones alofónicas como las consonantes nasales, cuyo punto articulatorio varía de acuerdo a la consonante que les sigue. Así tenemos la bilabial [m] en "embudo", la labiodental [ɱ] en "enfermo", la apicoalveolar [n] en "canta", la dorsoprepalatal [ň] en "pancho" y la dorsovelar [ŋ] en "tengo".

2 Una clase fonémica constituye un conjunto de fonemas que comparten algún rasgo.

FIGURA 1.1. Cuadro de Fonos y Fonemas Consonánticos del Español Rioplatense.

Fonemas	Fonos	Modo Art.	Punto Art.	Sonoridad	Contexto/ Ejemplo
/p/	[p]	Oclusivo	Bilabial	Sordo	**“papá”**
/t/	[t]	Oclusivo	Apicodental	Sordo	“**t**oma”
/k/	[c]	Oclusivo	Dorsopalatal	Sordo	Antes de vocales e,i/“**queso**”, “**k**ilo”
	[k]	Oclusivo	Dorsovelar	Sordo	Antes de vocales a,o,u/“**ca**ma”, “sa**co**”
/b/	[b]	Oclusivo	Bilabial	Sonoro	Después de pausa o nasal / “**b**om**b**o”
	[β]	Aproximante	Bilabial	Sonoro	Dentro de la emisión /“nu**b**e”
/d/	[d]	Oclusivo	Apicodental	Sonoro	Después de pausa o nasal / “**d**on**d**e”
	[ð]	Aproximante	Apicointerdental	Sonoro	Dentro de la emisión/ “to**d**o”
/g/	[ɟ]	Oclusivo	Dorsopalatal	Sonoro	Después de pausa o nasal y antes de e,i / “**gu**erra”
	[g]	Oclusivo	Dorsovelar	Sonoro	Después de pausa o nasal y antes de a,o,u/ “**g**ota”
	[ɣ˖]	Aproximante	Dorsopalatal	Sonoro	Dentro de la emisión y antes de e,i / “á**gu**ila”
	[ɣ]	Aproximante	Dorsovelar	Sonoro	Dentro de la emisión y antes de a,o,u / “ma**g**o”
/f/	[f]	Fricativo	Labiodental	Sordo	“**f**oca”, “ca**f**é”
/s/	[s]	Fricativo	Dorsoalveolar	Sordo	“**s**ol”, “ca**s**a”
/y/	[ʃ]	Fricativo	Dorsoprepalatal	Sordo	Depende del hablante /“ca**ll**e”, “**y**o”
	[ʒ]	Fricativo	Dorsoprepalatal	Sonoro	Depende del hablante /“ca**ll**e”, “**y**o”
/x/	[ç]	Fricativo	Dorsopalatal	Sordo	Antes de e,i /“**g**ente”, “a**j**í”
	[x]	Fricativo	Dorsovelar	Sordo	Antes de a,o,u /“**j**ota”, “**j**ulio”
/tʃ/	[tʃ]	Africado	Dorsoprepalatal	Sordo	“**chancho**”
/m/	[m]	Nasal	Bilabial	Sonoro	“**m**a**m**á”
/n/	[n]	Nasal	Apicoalveolar	Sonoro	“**n**e**n**e”
/ɲ/	[ɲ]	Nasal	Dorsopalatal	Sonoro	“ni**ñ**o”
/l/	[l]	Lateral	Apicoalveolar	Sonoro	“**l**ata”, “pe**l**o”
/ɾ/	[ɾ]	Percusivo	Apicoalveolar	Sonoro	“pe**r**a”
/r/	[r]	Vibrante	Apicoalveolar	Sonoro	“pe**rr**o”

Basado en Massone y Borzone de Manrique (1985), con modificaciones del Alfabeto Fonético Internacional (2005).

El sistema fonológico constituye un conjunto de oposiciones, donde los fonemas se definen por el lugar que ocupan frente a los otros dentro de ese sistema. En la Figura 1.2, presentamos las distintas *clases de fonemas* consonánticos del español rioplatense, con las oposiciones planteadas por Alarcos Llorach (1986).

Observamos, en las columnas, clases de fonemas que se oponen entre sí por su diferente localización. Así tenemos la oposición entre las *labiales* /p, *f,* b, m/, *dentales* /t, s, d, n, l, ɾ, r/, *palatales* /tʃ, y, ɲ / y *velares* / k, x, g/.

En cuanto a las clases de fonemas ubicadas en las filas horizontales, consideramos varios tipos de oposiciones:

- *Líquida vs. no líquidas*: Las líquidas son fonemas consonánticos con características vocálicas. Combinan la obturación del canal longitudinal de la boca con la apertura propia de las vocales: esto puede ocurrir en forma intermitente (percusiva y vibrante) o en forma simultánea (lateral). Las líquidas son fonemas consonánticos sin rasgos vocálicos. Opone las consonantes */l,* ɾ, *r/* frente al resto de los fonemas.
- *Oposiciones entre líquidas:* según exista interrupción o no de la salida del aire, los fonemas pueden clasificarse en *interruptos* (/ɾ/ y /r/) o *continuos* (/l/). A su vez, las líquidas interruptas se oponen entre sí por el grado de tensión o rigidez de los órganos: /ɾ/ es *oja* mientras que /r/ es *tensa.*
- *Nasal vs. oral*: la diferencia está en la intervención o no del resonador nasal. Opone /m, n, ɲ/ frente al resto de los fonemas.
- *Sonora vs. sorda:* las consonantes se distinguen por la existencia o no de vibración de las cuerdas vocales. La clase donde la sonoridad es el rasgo distintivo es el grupo /b, d, g/; estas consonantes, junto a las nasales y las líquidas, se oponen a las oclusivas y las fricativas que son sordas.
- *Interrupta vs. continua*estos rasgos, también utilizados para oponer a las líquidas entre sí, permiten diferenciar a las consonantes oclusivas o interruptas /p, t, tʃ, k/ de las fricativas o continuas /f, s, y, x/.

FIGURA 1.2. Cuadro de los Fonemas Consonánticos del Español Rioplatense.

<table>
<tr><th colspan="4"></th><th>Labiales</th><th>Dentales</th><th>Palatales</th><th>Velares</th></tr>
<tr><td rowspan="4">NO LÍQUIDAS</td><td rowspan="3">Orales</td><td rowspan="2">Sordas</td><td>Interruptas (Oclusivas)</td><td>p</td><td>t</td><td>tʃ</td><td>k</td></tr>
<tr><td>Continuas (Fricativas)</td><td>f</td><td>s</td><td>y</td><td>x</td></tr>
<tr><td colspan="2">Sonoras</td><td>b</td><td>d</td><td></td><td>g</td></tr>
<tr><td colspan="3">Nasales</td><td>m</td><td>n</td><td>ɲ</td><td></td></tr>
<tr><td rowspan="3">LÍQUIDAS</td><td colspan="3">Continua</td><td></td><td>l</td><td></td><td></td></tr>
<tr><td colspan="2" rowspan="2">Interruptas</td><td>Floja</td><td></td><td>ɾ</td><td></td><td></td></tr>
<tr><td>Tensa</td><td></td><td>r</td><td></td><td></td></tr>
</table>

Basado en Alarcos Llorach, 1986[3].

Para la práctica clínica, un aspecto relevante en la aplicación de estas oposiciones es que existen fonemas que son más similares que otros, al diferenciarse solamente en un rasgo. Es común que las sustituciones fonémicas encontradas en los niños sean de ese tipo. Por ejemplo, los niños que usan el proceso de oclusivización sustituyen fricativas por oclusivas, pero conservan generalmente el punto articulatorio. Consideremos la regla fonológica correspondiente:

3 Alarcos Llorach considera /y/ dentro de la clase de las sonoras. Sin embargo, por las características del fonema en cuestión y dado que en el español rioplatense existen dos variantes alofónicas, sorda y sonora, que dependen del hablante, con una tendencia cada vez mayor al uso de la primera, hemos incluido el fonema en el grupo de las fricativas.

/f/	→	[p]
/s/	→	[t]
/y/	→	[tʃ]
/x/	→	[k]

Como vemos, cada fonema es sustituido por otro del que sólo se diferencia por la oposición continuo-interrupto (el punto articulatorio es el mismo y ambos son sordos). Ese concepto es básico para la definición de los objetivos terapéuticos.

Otra aplicación clínica, tanto para la evaluación como para la terapéutica, es el uso de pares mínimos, es decir, palabras que se diferencian en un fonema. Los pares mínimos son de mínima oposición cuando los fonemas se diferencian por un solo rasgo, por ejemplo: *beso - peso* (sonoro/ sordo); si se diferencian por dos o más rasgos, se trata de pares de máxima oposición, como *foca - toca* (labial - fricativa/ dental - oclusiva).

Reglas fonotácticas

Para describir una lengua, no sólo debemos considerar los elementos fónicos individuales, sino también qué combinaciones están permitidas, es decir, qué secuencias de fonemas son posibles en el interior de la palabra. Ese conocimiento que posee todo hablante nativo de una lengua se denomina fonotaxis o reglas fonotácticas. Por ejemplo, una regla del español es que no pueden presentarse más de dos consonantes en posición prenuclear (antes de la vocal).

Estructura silábica

En nuestra lengua, la sílaba es la unidad básica para la combinación de los fonemas y sus variantes. Puede ser *abierta* si termina en vocal, o *cerrada* si termina en consonante; es *tónica* la que está acentuada, y *átona* aquella en la que no recae la acentuación.

Respecto a su estructura, presenta un máximo de perceptibilidad: el *núcleo*, rodeado de sonidos menos perceptibles (los márgenes silábicos). En el español, el núcleo es siempre una vocal y no puede faltar.

La o las consonantes precedentes al núcleo vocálico constituyen el *ataque o inicio* (onset). El ataque puede ser *simple* como en la sílaba *"pa"* (CV) o *complejo* como en la sílaba *"pla"* (CCV). La o las consonantes que siguen al núcleo se denominan *coda*, la cual puede ser simple como en *"un"* (VC) o compleja como en *"ins"* (VCC). El núcleo y la coda forman la *rima*.

En el caso de los diptongos, la vocal abierta (/a,e,o/) se considera el núcleo y la cerrada (/i,u/) será el ataque o coda, según esté delante (diptongo creciente) o detrás de la vocal abierta (diptongo decreciente). Por ejemplo, en la palabra *piano,* la sílaba *"pia"* presenta un ataque compuesto formado por [p] y la semiconsonante [j] y una rima formada sólo por el núcleo vocálico [a]. En el caso de la palabra *peine,* la sílaba *"pei"* está formada por un ataque simple [p] y una rima, formada por la vocal [e] y la coda, la semivocal [i].[4] Para representar la estructura silábica en los diptongos se emplea el término *deslizada* (D) para referirnos a la semiconsonante o a la semivocal. En los ejemplos anteriores, sería: CDV en *"pia"* y CVD en *"pei"*.

Es común encontrar tanto en el desarrollo fonológico típico como en la clínica, niños que omiten o simplifican los ataques y/o las codas silábicas. Un ejemplo frecuente es la simplificación de ataques complejos (proceso de reducción de grupos vocálicos y consonánticos) y la eliminación de las codas silábicas (proceso de omisión de consonante final), cuya aplicación conduce a la estructura básica CV. Podemos expresarlo mediante la siguiente regla:

CDV ⟶ CV
CVD ⟶ CV
CCV ⟶ CV
CVC ⟶ CV

4 Las vocales cerradas /i/ y /u/ se cierran aún más en diptongos, adquiriendo cierta característica consonántica por el grado de estrechamiento del tracto vocal. Por ello, su denominación y representación cambia en esta posición. Si bien existen variaciones de acuerdo con el autor, adoptamos la denominación de *semiconsonante,* con las representaciones [j] y [w] respectivamente, cuando el diptongo es creciente; si en cambio, se trata de un diptongo decreciente preferimos la denominación de *semivocal* y conservamos los símbolos [i] y [u].

También en niños muy pequeños o con un trastorno fonológico grave, se observan simplificaciones de la estructura de la palabra, con una tendencia a la forma CVCV. Por ejemplo, las producciones de un niño: *"pota" (pelota), "melo" (caramelo)* y *"toto" (helicóptero)* pueden representarse de la siguiente manera:

CV´CVCV ⟶ ´CVCV[5]
CVCV´CVCV ⟶ ´CVCV
VCV´CVCCVCV ⟶ ´CVCV

Este tipo de análisis resulta muy útil para el abordaje de niños extremadamente ininteligibles pues permite una selección de objetivos basada en la palabra, más que en los segmentos individuales (ver en el Capítulo 4, Abordaje no lineal).

5 El apóstrofe indica el acento y se coloca antes de la sílaba acentuada.

2

TRASTORNOS DE LA INTELIGIBILIDAD DEL HABLA EN EL NIÑO

Según Lawrence Shriberg (Shriberg y cols., 1997b), no existe una causa demostrable para alrededor del 50% del total de los casos de trastornos que afectan la inteligibilidad del habla infantil.

La terminología para referirse a esas alteraciones -caracterizadas por omisiones y sustituciones fonémicas que interfieren con la comprensión del mensaje por parte del interlocutor- es sumamente variada y ha sufrido modificaciones de acuerdo con las diferentes corrientes teóricas aplicadas y la observación clínica.

Tradicionalmente, se las ha englobado bajo la nomenclatura de "trastornos articulatorios funcionales", para contraponerlos a aquellos con una causa orgánica concreta. Sin embargo, el término "articulatorio" implica la asunción de que la dificultad está en la realización de los gestos necesarios para la producción de los sonidos afectados. La evidencia indica que, en muchos de esos casos, los niños presentan dificultades con la adquisición de las reglas que gobiernan los sonidos de la lengua, más que con su ejecución práxica.

De esa forma, surge la denominación de "trastornos fonológicos" (Ingram, 1983), que indica un problema lingüístico, específicamente, en el aprendizaje de la fonología del adulto. Esta visión pone un énfasis especial en la diferencia entre "errores fonéticos" y "errores fonémicos". Cuando el error es *fonético,* hay un cambio en el sonido, pero el fonema permanece aún reconocible, y su causa estaría en un problema articulatorio; si el error es *fonémico* hay un cambio de una clase de fonemas por otra -lo que afecta la inteligibilidad- y estaría relacionado con una dificultad para organizar los sonidos de la lengua. Esa distinción, no obstante, puede no ser tan clara en la práctica.

La definición *estricta* de "trastorno fonológico" se refiere a un problema puramente lingüístico, donde el niño tiene la posibilidad de articular todos los fonemas de su lengua, pero no los organiza de manera apropiada. Concretamente, no logra elaborar un *plan fonológico* correcto, es decir, seleccionar los fonemas constituyentes de la palabra y secuenciarlos adecuadamente. Esta perspectiva, así establecida, no resulta ajustarse a todos los casos de ininteligibilidad encontrados en los niños. Por el contrario, la clínica demuestra que, en la mayoría, hay una coexistencia de errores fonémicos y fonéticos. Podemos observar que, en ocasiones, los denominados errores fonémicos tienen una motivación fonética, es decir, el niño no puede producir articulatoriamente una determinada clase de fonemas, por ejemplo, las fricativas, y por esa limitación, conserva una regla fonológica primitiva como la del proceso de oclusivización. El origen del error es fonético, pero afecta el sistema lingüístico y la inteligibilidad.

Ante esas evidencias, algunos autores deciden mantener la etiqueta de trastorno fonológico, pero con un criterio de inclusión amplia que contemple tanto aspectos fonémicos como fonéticos (ver Acosta, 1998). Otros, en cambio, adoptan denominaciones más genéricas como "retrasos del habla" o "trastornos de los sonidos del habla" (Shriberg y cols., 1997b; Shriberg, 2004; Kamhi, 2005).

Distintos tipos de clasificación

Los trastornos en la inteligibilidad que presentan los niños no constituyen un grupo homogéneo. Por el contrario, existe una diversidad de cuadros que los distintos autores han intentado reflejar.

Las clasificaciones que se citan y explican a continuación son algunas de las más difundidas por su utilidad clínica, y están basadas en diferentes modelos teóricos.

Una de las más conocidas es la propuesta por Bárbara Dodd (1989, 1995) y se basa en un modelo lingüístico: describe el output del niño en los niveles fonológico y fonético. Agrupa los patrones de error y establece una hipótesis de cuál es el déficit subyacente para cada tipología. Una vez descartado un desorden fonético o dispráxico, las dificultades específicamente relacionadas con la adquisición fonológica propiamente dicha pueden clasificarse de la siguiente forma:

- **Desarrollo fonológico retrasado:** el niño comete errores característicos de niños más pequeños. Sus producciones permanecen estables, ya sea a la imitación o en el lenguaje espontáneo. El retraso puede atribuirse a una velocidad más lenta de maduración neurológica o a la falta de una estimulación ambiental adecuada para el desarrollo lingüístico. No habría un déficit específico en el procesamiento del habla.
- **Trastorno fonológico desviado consistente**: el niño presenta patrones atípicos de error (procesos fonológicos poco frecuentes) o típicos pero muy desfasados para su edad cronológica. Sus producciones mejoran a la imitación, y los errores son consistentes en su lenguaje espontáneo. Se trataría de un déficit cognitivo-lingüístico para abstraer las reglas fonológicas de la lengua, evidenciado en un rendimiento bajo en tareas que evalúan la conciencia fonológica.
- **Trastorno fonológico inconsistente:** el niño presenta variabilidad en la producción de un mismo ítem léxico. Mejora a la imitación, pero en su lenguaje espontáneo es difícil la extracción de una regla por la inconsistencia de sus errores. La causa estaría en un déficit en el nivel de construcción, almacenamiento y/o recuperación del plan de salida fonológico.

Esa división permite la elección del tratamiento apropiado para cada grupo (Dodd, 2000). En los niños con un desarrollo fonológico retrasado, el tratamiento –si es necesario- focalizaría sobre la resolución de los procesos fonológicos que el niño ya debería haber eliminado; por ejemplo, se trabaja con palabras que contienen la clase de fonemas afectada por el proceso. Cuando se trata de un trastorno desviado consistente, es conveniente un tratamiento con estímulos contrastantes (pares mínimos) y abordar actividades metalingüísticas, es decir, aquellas que estimulan el desarrollo de la conciencia fonológica. Si el trastorno es inconsistente, al ser imposible aislar una regla o proceso, la intervención debería centrarse en la incorporación de un vocabulario funcional clave. En el Capítulo 4, se explican con más detalle los principales tipos de intervención fonológica existentes en la actualidad, entre los cuales se encuentran los mencionados.

Los abordajes psicolingüisticos ofrecen otra fuente de clasificación. Proponen modelos teóricos que intentan explicar la forma en que el niño procesa el lenguaje y el habla, y así formular hipótesis sobre cuál es el *locus* de la alteración. Con este propósito utilizan una variedad de pruebas, cuya interpretación conjunta permite aislar un proceso psicolingüístico de otro. Las conclusiones de esta evaluación minuciosa posibilitan un abordaje preciso de los objetivos identificados.

El modelo de procesamiento del habla de Stackhouse y Wells (1997), de cajas y flechas, se diseñó para la clínica infantil (ver Figura 2.1). En él, se postulan procesos de entrada y salida relacionados a una representación léxica (en la figura, las cajas remarcadas en negro) almacenada en la memoria.

A grandes rasgos, para el procesamiento del *input* o entrada, la señal de habla se analiza primero en sus propiedades acústicas y se identifica como tal. Luego, se extraen los rasgos fonéticos y se realiza una abstracción que permite distinguir de qué fonemas se trata y en que secuencia están. Se activa la representación fonológica almacenada que se corresponde con este análisis - lo que permite el reconocimiento de la palabra- y posteriormente se accede a su representación semántica. Para el procesamiento de la salida, desde la representación semántica se activa la representación de output almacenada y se seleccionan los fonemas en la secuencia correspondiente (plan fonológico); luego se accede a los programas motores necesarios y finalmente se procede a su ejecución.

La ruta explicada se aplica al procesamiento de palabras conocidas; en el caso de palabras nuevas o pseudopalabras podemos, por ejemplo, repetirlas a través de una ruta alternativa (fonológica), que permite el análisis sin necesidad de pasar por la representación léxica.

Basados en el paradigma psicolingüístico, Cervera Mérida e Ygual Fernández (2003) proponen una evaluación detallada para las distintas etapas de procesamiento del habla y establecen tres tipos principales de dificultades en relación con la interpretación de los datos obtenidos:

- **Dificultades de producción o articulatorias:** se trata de la imposibilidad de articular determinados fonemas o sílabas, que se manifiesta en forma constante para todas las pruebas que evalúan la salida -verbal-, ya sea con palabras, pseudopalabras o frases. Generalmente se afectan las consonantes más complejas y de adquisición tardía. El niño recurre a la omisión, la sustitución o más comúnmente a la distorsión. Este tipo de dificultad suele aparecer en los niños con trastorno fonológico pero asociada a síntomas de diferente origen.

FIGURA 2.1. Modelo de procesamiento del habla de Stackhouse y Wells, 1997.

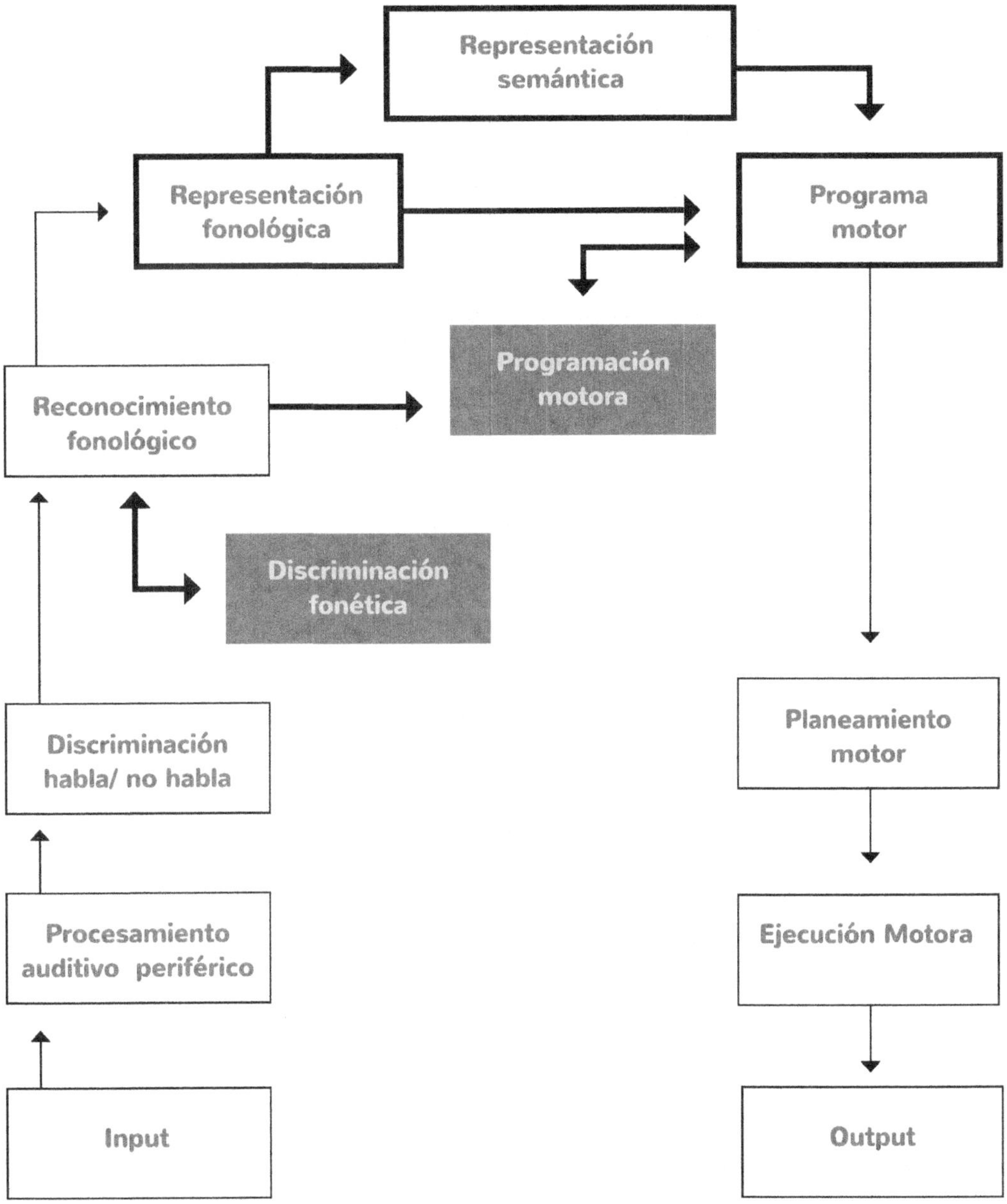

Extraído de Baker y cols., 2001.

- **Dificultades de integración:** los niños presentan un habla ininteligible, aunque su repertorio fonético es amplio. Esto se comprueba por su posibilidad de repetir aisladamente o en sílaba, casi todos los fonemas correspondientes a su nivel evolutivo. La dificultad estaría en organizar las secuencias de fonemas, lo que se manifiesta en el habla mediante procesos fonológicos de simplificación. Las pruebas que evidencian estos trastornos son las de denominación y las de repetición de pseudopalabras. Constituye el trastorno fonológico propiamente dicho.
- **Dificultades de percepción:** el niño no logra diferenciar auditivamente algunos fonemas entre sí. Puede producirlos a la imitación, pero cuando debe construir una palabra, los sustituye en forma aleatoria. Se pueden determinar fácilmente mediante las pruebas de discriminación y reconocimiento auditivos. Estas dificultades también pueden encontrarse en algunos niños con trastorno fonológico, afectando a una determinada clase de fonemas (ejemplo, las líquidas).

Según las dificultades encontradas, los autores proponen la combinación de programas que contemplan aspectos periféricos (de recepción o de expresión) y centrales (organización del sistema y desarrollo de la conciencia fonológica).

Otra clasificación de gran utilidad clínica es la de Lawrence Shriberg (1997b). Es de tipo etiológica y se basa en un modelo médico, pues busca las posibles causas de los trastornos. Intenta relacionar los síntomas con los factores de riesgo encontrados en los antecedentes personales de los pacientes.

De su investigación de los trastornos de los sonidos del habla de origen desconocido, surge la descripción de los siguientes subtipos (Shriberg, 2004):

- **Retraso del Habla - Genético:** como su nombre lo indica, existe una carga genética en la historia familiar, es decir, la presencia de algún miembro de la familia con antecedentes de un trastorno lingüístico. No hay afectación de los mecanismos del habla, sino de los procesos cognitivo-lingüísticos. El habla del niño se caracteriza por la presencia de omisiones y sustituciones fonémicas, con una baja incidencia de distorsiones. Puede no haber un retraso en el inicio del habla, aunque es probable que exista un trastorno más general del lenguaje expresivo (se afecta también el nivel de vocabulario y la morfosintaxis). El niño puede presentar dificultades con tareas que evalúan la memoria de trabajo. Se estima que corresponde a un 60% de los retrasos del habla de origen desconocido en las edades de 3 a 5 años. Afecta más a varones que a mujeres. La mayoría de los casos (75%) se normaliza probablemente a los 6 años (con o sin tratamiento).

- **Retraso del habla - Otitis media con efusion (O.M.E.):** los niños presentan antecedentes de O.M.E. temprana a repetición, con o sin hipoacusia conductiva fluctuante comprobada (puede haber un patrón familiar). Lo que está afectado es el mecanismo perceptivo del habla. Los errores se caracterizan por el predominio de la posteriorización y por la presencia de un gap inteligibilidad-habla (inteligibilidad insuficiente en relación con sus posibilidades articulatorias); otros marcadores diagnósticos incluyen: omisión de consonantes iniciales, epéntesis, nasalización, desnasalización. El comienzo del habla puede retrasarse y es probable la presencia de un trastorno del lenguaje expresivo asociado. Se estima que corresponde a un 30% de los retrasos del habla de origen desconocido en las edades de 3 a 5 años. Afecta igualmente a varones y mujeres. La mayoría de los casos (75%) se normaliza probablemente a los 6 años (con o sin tratamiento).
- **Retraso del habla - Apraxia:** en estos casos existe una clara evidencia de un compromiso en el control motor voluntario del habla, con una alta probabilidad de antecedentes familiares. Lo que se afecta es el mecanismo de salida. El habla del niño se caracteriza por gestos de tanteo y esfuerzo, especialmente en los inicios silábicos, epéntesis, metátesis y sustituciones atípicas, inconsistencia en producciones de la misma palabra, gran proporción de omisiones de sílabas y de fonemas -incluso vocálicos- en relación con la gravedad de la afección, alteraciones prosódicas (acento léxico excesivo o igual y, en la oración, segmentación silábica, resonancia nasofaríngea). Es típico el retraso en el inicio del habla, así como muy probable la presencia de un trastorno del lenguaje expresivo asociado. Se estima que corresponde al 5% de los retrasos del habla de origen desconocido en las edades de 3 a 5 años. Es bastante más frecuente en varones. En cuanto al pronóstico de normalización es malo a los 6 años y reservado hacia los 9 años o más, incluso con un tratamiento intensivo.

- **Retraso del habla - Compromiso psicosocial:** hay una evidencia de un compromiso afectivo que se refleja en el temperamento y la conducta del niño. El habla presenta omisiones y sustituciones inapropiadas para su edad, caracterizándose por una gravedad marcada; también se observa una gran variabilidad en los errores de una sesión a otra, e incluso dentro de la misma sesión. En general no hay un retraso en el inicio del habla, pero es probable la presencia de un trastorno del lenguaje expresivo. Se estima que corresponde a un 12 % de los retrasos del habla de origen desconocido en las edades de 3 a 6 años. Afecta más a varones que a mujeres. El pronóstico es incierto; el tratamiento puede verse estancado, con pocos progresos.
- **Errores del habla:** el niño desarrolla un habla inteligible, pero con distorsiones puntuales en algunos sonidos. La causa serían sus intentos tempranos de aprender un sonido para el cual no está preparado desde el punto de vista madurativo. En ese caso, no hay un retraso en el inicio del habla ni tampoco un compromiso del lenguaje expresivo. Sólo presenta errores de distorsión que generalmente afectan a las consonantes fricativas, africadas y líquidas (percusiva y vibrante). Los más comunes son el ceceo y el rotacismo. El primero parece ser más frecuente en mujeres y el segundo en varones. Estas dificultades pueden prevalecer hasta la adultez si no se realiza un tratamiento adecuado.

Como sugiere el autor, la existencia de subgrupos plantea la necesidad de aplicar diferentes abordajes terapéuticos. Por otra parte, este tipo de clasificación permite brindar una respuesta preliminar a los padres del niño sobre la posible causa del trastorno.

Escalas de gravedad

La heterogeneidad encontrada en la población infantil con alteraciones de la inteligibilidad del habla está relacionada además con el grado de compromiso del trastorno.

Para finalizar este capítulo revisaremos una de las medidas de mayor uso para cuantificar la gravedad, que es la propuesta por Shriberg y Kwiatkowski (1982a, 1982c): el Porcentaje de consonantes correctas (PCC).

De un *corpus* de 100 enunciados emitidos espontáneamente por el niño, se divide el número de consonantes producidas correctamente por el número total de consonantes de la muestra, y a esta cantidad se la multiplica por 100. En su versión modificada (Shriberg y cols. 1997a), sólo se consideran como errores las omisiones y las sustituciones, excluyéndose las distorsiones -donde el fonema sea reconocible. Por ejemplo, el fonema /r/ emitido en forma gutural, se cuenta como correcto. De esta manera, el resultado reflejará sólo los errores fonémicos.

De acuerdo con la investigación llevada a cabo por los autores, donde intervinieron oyentes experimentados, el porcentaje puede asociarse a una escala de gravedad. Así, tendremos un *trastorno leve* cuando el PCC es mayor al 85%; un *trastorno leve-moderado* cuando el PCC es de 65-85%; un *trastorno moderado-grave* cuando el PCC es de 50-65% y un *trastorno grave* cuando el PCC es menor al 50%.

Como veremos en el siguiente capítulo, existen otros procedimientos para evaluar la gravedad del trastorno. Sin embargo, la importancia y difusión de esta medida en particular, radica en su clara aplicación, lo que brinda la posibilidad de evaluar cuantitativamente la evolución de un tratamiento y establecer comparaciones entre distintos casos en los trabajos de investigación.

3

EVALUACIÓN DE LAS DIFICULTADES FONOLÓGICAS

De acuerdo con los fines de la presente obra, nos remitiremos a desarrollar los diferentes aspectos y niveles que permiten lograr una evaluación óptima del componente fonológico del lenguaje. Sin embargo, la evaluación no debe dejar de entenderse como parte de un proceso más amplio, que abarque todo el sistema lingüístico.

Según Ingram (1976), para contar con una descripción precisa de la fonología de un niño, debemos considerar tres niveles de representación: el de percepción, el de organización y el de producción. Su modelo lingüístico, modificado por Romero en 1988 (ver Gonzalez Valenzuela, 1994), es el siguiente:

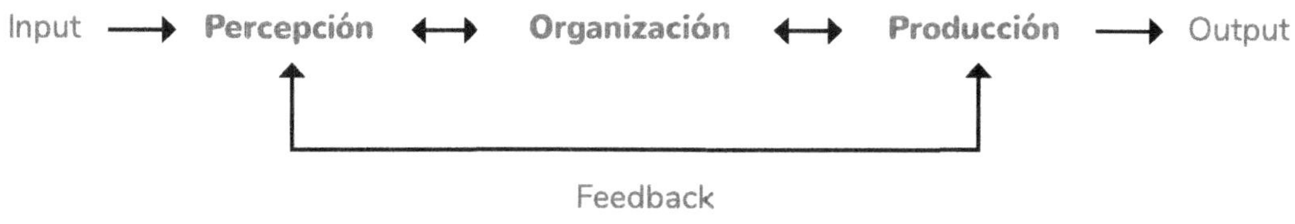

Siguiendo el modelo, los objetivos finales de la evaluación fonológica son: obtener el repertorio fonémico del niño, determinar el conjunto de reglas que está empleando en su sistema y establecer el nivel (perceptivo, organizativo o articulatorio) en el que están ocurriendo las fallas.

Es de vital importancia recolectar previamente datos acerca de sus antecedentes personales pues brindan información sobre factores biológicos, orgánicos, fisiopatológicos, socioambientales y culturales, que permitirán determinar, en parte, el procedimiento de evaluación, las conclusiones diagnósticas y la futura intervención.

Evaluación del nivel perceptivo

Ante un niño con dificultades en el habla siempre se debe descartar un déficit sensorial auditivo, por lo que el primer paso consiste en realizar pruebas audiométricas tanto subjetivas como objetivas de acuerdo con las características del niño y las posibilidades.

Una vez descartado un déficit auditivo periférico, nos dispondremos a evaluar las habilidades para diferenciar perceptivamente tanto aspectos fonéticos como fonémicos de su lengua. Pueden efectuarse dos tipos de tareas: pruebas de discriminación auditiva y pruebas de reconocimiento auditivo.

Pruebas de discriminación auditiva

El niño debe juzgar si dos estímulos que se le presentan son iguales o distintos. La consigna implica cierto nivel de dificultad dado que algunos niños pueden aún no comprender bien dichos conceptos.

Los estímulos pueden ser sonidos del habla aislados, sílabas, pseudopalabras[6] y palabras. Ante la presentación auditiva de cada par de estímulos el niño debe responder "iguales" o "distintos".

Pruebas de reconocimiento auditivo

En la clínica,este tipo de pruebas puede aplicarse con mayor facilidad que las de discriminación, dado que siempre cuenta con apoyo gráfico y el niño sólo debe señalar el estímulo que se le pide.

Graciano, C., Kornuta, A. y cols. (1999) desarrollaron la Prueba de percepción fonológica (PPF), que permite evaluar la percepción fonémica de la mayoría de los contrastes del español rioplatense. Si bien la prueba no cuenta con baremos, resulta

6 Una pseudopalabra es una combinación de fonemas que tiene la estructura de una palabra, pero no posee significado.

útil como elemento orientador para el diagnóstico y puede aplicarse sin dificultades a partir de los 4 años. Consiste en pares de dibujos que representan pares mínimos (palabras que se diferencian por un solo fonema), generalmente de mínima oposición (los fonemas se diferencian por un solo rasgo). El examinador se asegura de que el niño conozca el vocabulario y luego le pide que señale uno de los dibujos. Por ejemplo: "Esto es un *puma* y este hombre *fuma*. Mostrame *fuma*". El niño no debe apoyarse en la lectura labial para el reconocimiento. Cada uno de los estímulos del par se presenta dos veces en forma aleatoria, y la respuesta se considera positiva si responde correctamente en un 100%. En el Apéndice (pág. 82), se presenta una tabla con los pares mínimos que conforman la prueba. En la práctica, y para acotar los tiempos de toma, puede aplicarse una vez que se tiene una muestra de lenguaje y se conocen cuáles son las dificultades fonológicas del niño. En este caso, se presentan sólo aquellos pares que se corresponden con dichas dificultades.

Otras pruebas en español, similares a la descripta, son el Test de gnosias auditivo-fonéticas de la batería BELP de De la Osa (1993) para niños de 4 a 6 años, y la Prueba de discriminación de Serra y Aguilar (2003) que se aplica en niños a partir de los 3 años.

Ese tipo de tareas conlleva, sin embargo, la dificultad de encontrar pares mínimos fácilmente representables a través de dibujos que abarquen todos los contrastes fonológicos que se puedan evaluar en cada caso en particular.

Cervera- Mérida e Igual Fernández (2003) proponen implementar una Prueba de decisión léxica. La prueba puede ser confeccionada a partir de los errores específicos de cada niño. Se le presenta un dibujo del estímulo en cuestión y el examinador produce una forma fonológica para dicha palabra que puede ser correcta o incorrecta. El niño sólo debe responder "bien" o "mal". Se recomienda que, además de reproducir el error del niño, el examinador emita otra forma incorrecta -aproximada al error- para evitar una respuesta acertada por azar (ver Locke, 1980). Por ejemplo: para un niño con frontalización de velares, el examinador dirá alternadamente: "¿Es vata?", "¿Es vaca?", "¿Es vapa? ", ante el dibujo de una vaca.

Evaluación del nivel de organización

En este nivel se evalúa cómo el niño organiza activamente el sistema de sonidos de su lengua, cuáles son los procesos fonológicos que utiliza y cuál es el repertorio de sonidos que usa en forma significativa (repertorio fonémico o fonológico). Con ese propósito, se recolectan muestras del lenguaje espontáneo.

Pruebas de denominación

Con niños muy ininteligibles, la interpretación puede resultar compleja si no se cuenta con una referencia precisa. Por esa razón, es conveniente implementar, en primer lugar, el uso de pruebas de denominación, pues permiten un blanco claro sobre el que realizar el análisis.

La tarea consiste en presentarle al niño un dibujo (o en caso de niños pequeños o con escaso nivel de vocabulario pueden emplearse juguetes y objetos concretos) para que lo denomine. Se consigna la respuesta dada, aunque no se corresponda con el estímulo, ya que cualquier expresión espontánea del niño (que sea comprensible) será útil para el análisis fonológico. Naturalmente, y más allá de nuestro objetivo específico, podrán efectuarse las interpretaciones pertinentes con respecto a otros aspectos del lenguaje (conocimiento léxico, aspecto semántico, etc.).

Existe una variedad de pruebas en español que pueden emplearse: el Registro fonológico inducido de Monfort y Juárez (1989) que se administra a partir de los 3 años de edad; el Test figura-palabra expresivo de M. Gardner para niños entre 2 y 12 años, que además proporciona un nivel de vocabulario al igual que el más actualizado test de vocabulario en imágenes: *Expressive One Word. Picture Vocabulary Test 4,* en su edición en español, con baremos desde los 2 años hasta la adultez (Martin, 2013); la prueba para evaluar el desarrollo fonológico infantil de Laura Bosch, para niños de 3 a 7 años (1983); el test para evaluar los procesos fonológicos de simplificación de Maggiolo y Pávez (2000)[7]; la prueba para evaluar el desarrollo fonológico de M.J. González.(1989); la prueba de rastreo de Serra y Aguilar (2003) que cuenta con

7 No se trata de una prueba de denominación espontánea ya que brinda un modelo previo. La respuesta requerida es de imitación, pero *diferida*, lo cual da oportunidad de que el niño manifieste su sistema de reglas.

baremos a partir de los 3 años.

No debe realizarse una evaluación de la organización fonológica con pruebas de imitación inmediata (repetición) pues los resultados pueden contaminarse por la presencia del modelo adulto y eso no reflejaría las capacidades reales del niño. Sin embargo, es interesante pedir la repetición de aquellas palabras que fueron producidas espontáneamente con errores fonológicos, a fin de determinar el grado de estimulabilidad.

La *estimulabilidad* es la capacidad de mejora inmediata ante el modelo brindado por el examinador. Se supone que los niños con un porcentaje alto de estimulabilidad tendrían un mejor pronóstico. Además, constituirá un dato importante cuando se consideren los objetivos de intervención.

Muestra de discurso conectado

Luego de recoger la muestra de denominación -que debe contar con un mínimo de 50 palabras- se requiere también una muestra del discurso conectado, ya que determinados procesos o reglas pueden no tener la oportunidad de aparecer suficientemente en registros inducidos o en pruebas de denominación. Por otra parte, la palabra aislada crea una situación beneficiosa para el niño, facilitando su producción.

Se recolecta un *corpus* de entre 100 y 200 emisiones a través de una situación comunicativa: un juego, una conversación, un cuento o una narración a partir de láminas o imágenes -como las que proponen Serra y Aguilar (2003). Es conveniente grabar y/o filmar al niño para un registro más eficaz y preciso.

Tanto la muestra obtenida de la prueba de denominación como la obtenida del habla conectada se transcriben fonéticamente. Comúnmente se emplean los signos del Alfabeto Fonético Internacional, pues facilitan el análisis y la interpretación del registro a través de distintos examinadores.

Planilla de registro fonológico

Una vez obtenida una muestra, se debe proceder a analizarla y establecer las reglas utilizadas por el niño, su repertorio fonémico y el tipo de estructuras de palabra y de sílaba que puede manejar.

Con fines prácticos, hemos desarrollado una *Planilla de Registro Fonológico,* que permite contar con una organización clara y detallada de los datos. En la misma, se consideran los aciertos y los errores del niño, ya que el análisis debe incluir tanto las fallas como las fortalezas de su sistema.

El registro se realiza sobre la muestra de denominación, analizándose palabra por palabra. En la parte anterior de la planilla se consignan los fonemas y las estructuras silábicas que el niño posee, omite o reemplaza, mientras que en la parte posterior se vuelcan los procesos fonológicos respectivos.

En el Apéndice, presentamos la descripción de los procesos fonológicos del español y la planilla de registro de datos.

Forma de notación

Los apartados que permiten el registro de fonemas y secuencias fonémicas son: *Ataque simple* (para las consonantes iniciales de sílaba), *Coda silábica* (para las consonantes finales de sílaba), *Ataque complejo* (para los grupos consonánticos CCV) y *Diptongos* (para los grupos vocálicos).

En *Ataque simple*, se asignará un signo positivo (+) por cada consonante correcta que aparezca en esa posición. Cuando se trate de una sustitución se colocará al lado del fonema blanco, el fonema sustituto. En el caso de una asimilación se procederá de igual forma (anotando el fonema reemplazante al lado del fonema asimilado) pero aclarando entre paréntesis que se trató de este proceso mediante una (A). Por último, si la consonante inicial es omitida, se anotará el símbolo de omisión: Ø.

En el apartado *Coda*, se han incluido aquellas codas más frecuentes en el español, teniendo en cuenta, además, si la consonante en cuestión aparece en posición intermedia o final de la emisión obtenida. Según lo explicado anteriormente, se consignará la presencia, omisión o sustitución del fonema.

Se consideran en forma separada las secuencias consonánticas *Nb, Nd, Ng, lb, ld, lg, ɾb, ɾd y ɾg*. La razón es que pueden reflejar un proceso característico, distinto al de omisión de consonante final, que es el de *omisión de sonora después de nasal o líquida* (donde no se omite la coda nasal o líquida sino la consonante sonora /b, d, ɡ/ que le sigue).

En *Ataques complejos*, se consignará al lado del grupo consonántico correspondiente (+) si es producido correctamente. En caso de omisión, se colocará el símbolo Ø si omite todo el grupo, pero si omite sólo una consonante se anotará la que conserva. En caso de sustitución, se consigna cuál es el sustituto.

Igualmente se procede en *Diptongos*, colocando al lado del grupo vocálico correspondiente (+) si logra la producción correcta, o la vocal emitida por el niño en el caso que se trate de una reducción o una sustitución.

En el dorso de la planilla, y paralelamente a este análisis segmental y silábico, debe registrarse cada proceso encontrado en el nivel correspondiente (de palabra, silábico o segmental) con el símbolo de una cruz (x).

Análisis de los resultados

Finalizado el registro de toda la muestra, se nos revelará claramente el repertorio fonológico y silábico del niño, los procesos de simplificación que utiliza en forma predominante y aquellos que aparecen esporádicamente. Los datos serán extremadamente útiles para establecer un diagnóstico y planificar la intervención correspondiente.

Una vez determinados los procesos fonológicos que emplea el niño, deberemos establecer si son procesos desviados (inusuales) o simplemente persisten procesos que debieron desaparecer más tempranamente (retraso en el desarrollo fonológico). A modo orientador, podemos considerar los perfiles desarrollados por Bosch (1983, 2004). No obstante, los datos deben aplicarse con precaución para el español rioplatense ya que no fueron estudiados en nuestra población y se presentan, además, variables dialectales ausentes en nuestro medio.

Los procesos considerados no naturales son aquellos que, como afirman Acosta, León y Ramos (1998), no están fonéticamente motivados, al no intentar reducir la complejidad del proceso de articulación. Además, no son procesos evolutivos, es decir, no son frecuentes durante el desarrollo típico del sistema fonológico.

Si bien no existen estudios con población infantil en nuestro medio, de acuerdo con nuestra experiencia e investigaciones realizadas en otros países, los procesos inusuales en el desarrollo típico serían los siguientes:

- posteriorización,
- fricativización,
- nasalización,
- desnasalización,
- sonorización,
- desonorización,
- omisión de consonantes iniciales de adquisición temprana,
- agregados de sonidos cuando aparecen en forma abundante.

Análisis cuantitativo de las dificultades fonológicas

Dentro del análisis de la muestra de habla, es importante incluir una serie de índices y porcentajes que nos permitan cuantificar la gravedad del trastorno, medir la inteligibilidad y valorar más objetivamente los resultados de nuestra intervención en las reevaluaciones.

Un dato de gran utilidad tanto para el pronóstico como para los objetivos terapéuticos es saber cuál es el grado de estimulabilidad del niño, es decir, cuál es su posibilidad de mejoría ante el modelo inmediato. Por ejemplo, podemos comparar sus producciones de las mismas palabras a la denominación y a la repetición. Eso nos permitirá obtener un *Porcentaje de estimulabilidad* contando la cantidad de procesos fonológicos que el niño presentó espontáneamente y los que aparecieron a la imitación.

Otro índice que puede utilizarse es la *Puntuación de desviación fonológica* (PDF) descripto por Edwards (1992) para valorar la gravedad del trastorno. El índice mide procesos fonológicos, ya que se debe determinar cuántos son aplicados en cada palabra, sumarlos todos y dividir la cantidad por el número de palabras totales obtenidas en la muestra. El resultado reflejaría el promedio de procesos aplicados por palabra.

Otros autores no miden procesos sino fonemas. Es el caso del *Porcentaje de consonantes correctas* (PCC), de Shriberg y Kwiatkowski (1982a, 1982c) que, como vimos en el Capítulo 2, es la medida de mayor uso y aceptación. Luego de hacer un recuento de las consonantes correctamente emitidas por el niño y establecer el porcentaje sobre el total, relaciona la cantidad con una escala de gravedad (ver pág. 25).

Actualmente, las tendencias buscan abarcar la totalidad de la palabra y observar no solo las consonantes correctas que emite el niño, sino cómo su producción busca aproximarse al habla adulta, tomando como base que, durante su desarrollo, el niño adquiere palabras y no vocales o consonantes en forma aislada. Ingram, D. e Ingram, K. (2001) proponen la *Longitud media fonológica* (*Phonological Mean Length of Utterance* - PMLU). Para obtenerla, se debe otorgar un punto por cada segmento de la palabra (ya sea vocal o consonante) y un punto adicional por cada consonante correcta. Luego, se suman los puntajes de todas las palabras y se divide por la cantidad de palabras de la muestra. El resultado obtenido debe compararse con el que debería tener un hablante sin errores fonológicos. Por ejemplo, si ante la palabra *zapato* el niño produce *[ta'pato]*, se le otorgan 6 puntos por los segmentos y 2 puntos más porque sólo hay dos consonantes correctas; la puntuación en ese caso sería igual a 8; en cambio, si dice *[ato]* se otorgan 3 puntos por los segmentos y 1 punto más por la única consonante correcta; la puntuación será de 4. Obviamente, la última producción está mucho más alejada del modelo adulto (PMLU=9) que la primera.

Medición de la consistencia del trastorno

Existen casos donde se advierte una tendencia generalizada del niño a producir una misma palabra con formas diferentes (ninguna de las cuales se corresponde con la adulta). La falta de regularidad y la dificultad para disponer de planes fonológicos definidos para las palabras caracterizan al trastorno fonológico inconsistente.

Un instrumento objetivo para establecer el grado de consistencia de las producciones de un niño es la Prueba de consistencia propuesta por Cervera e Igual (2001) basada en la creada por Dodd (1995). La misma contiene 25 dibujos que el niño debe denominar en tres momentos diferentes de una misma sesión. Por cada ítem solicitado se consigna si hay variabilidad (al menos una de las tres producciones es diferente) o no (las tres producciones son iguales). Finalizada la prueba, se considera que el trastorno es inconsistente cuando se obtiene un 40% o más de variabilidad.

Evaluación del nivel de producción

En el nivel de producción, se evalúan las habilidades práxicas del niño para realizar los gestos articulatorios correspondientes a los sonidos de su lengua. El objetivo es determinar su repertorio fonético, es decir, qué sonidos es capaz de producir (aunque los sustituya o no los use adecuadamente en su lenguaje espontáneo).

Una vez efectuada la observación pertinente de las estructuras anatómicas que conforman el sistema estomatognático, comenzamos con la evaluación específica, que incluye:

Examen de las praxias orolinguofaciales

Se recurre a pruebas de imitación de gestos y acciones como el Examen de movilidad facial de L. Kwint.

Es importante evaluar también las habilidades de *diadococinesia oromotora* mediante secuencias de praxias, para observar las posibilidades de programación y planeamiento motor.

Pruebas de repetición

La *repetición de sílabas aisladas* permite determinar qué sonidos y estructuras silábicas puede articular el niño y cuáles no. En los casos en que no pueda producir un sonido al nivel de la sílaba, debemos tratar de lograr su producción en forma aislada, y consignar el resultado para observar en qué nivel ese sonido es estimulable. Además, debe tenerse en cuenta que, en ocasiones, algunos sonidos son más fáciles de obtener combinados con alguna vocal en particular.

Para evaluar la capacidad de combinatoria silábica puede recurrirse a la *repetición de secuencias silábicas básicas*. Se solicita la imitación de las sílabas /pa/, /ta/ y /ka/ dentro de formas ´CVCV, primero en secuencias duplicadas (/´papa/, /´tata/ y /´kaka/) y luego en secuencias con variación de punto articulatorio (/´pata/, /´paka/, /´tapa/, /´taka/, /´kapa/ y /´kata/). La aplicación de la prueba es de especial interés en aquellos niños que producen palabras con escasas o nulas variaciones consonánticas.

La *repetición de pseudopalabras* apela a un nivel superior de procesamiento. Para llevarla a cabo se requiere de varios procesos: discriminar la señal sonora, transformar la señal acústico-fonética en sus fonemas constituyentes, codificar la información acústica en una representación fonológica, mantener ordenada la representación en la memoria de trabajo y, finalmente, planificar y ejecutar la respuesta. Permite evaluar el procesamiento fonológico en forma específica, sin la influencia del conocimiento lexical o semántico.

Aguado, Cuetos Vega y cols. (2006) publicaron un trabajo realizado en niños, en el que se aborda la repetición de listas de pseudopalabras con las características fonotácticas del español, pero formadas con sílabas frecuentes o de baja frecuencia. Observaron que la tarea es un buen marcador para distinguir a los niños con Trastornos Específico del Lenguaje (TEL) de aquellos con desarrollo típico, aún en los casos en que los niños presenten sólo dificultades fonológicas. La prueba cuenta con baremos para 5, 6 y 7 años.

La *repetición de palabras*, como se explicó anteriormente, puede evaluarse mediante el uso de las mismas palabras obtenidas en la prueba de denominación.

Evaluación no lineal

La evaluación propuesta hasta el momento permite una descripción detallada de los procesos fonológicos que presenta el niño, así como sus repertorios fonémico y fonético. Sin embargo, si el paciente presenta un predominio de limitaciones estructurales primitivas (procesos que afectan la programación de la palabra), o un vocabulario y repertorio extremadamente acotados debido a una dispraxia verbal, ese tipo de análisis puede resultar engorroso y no brindar una información clara que permita definir los objetivos primarios de tratamiento. En esos casos, es posible recurrir a la llamada Evaluación no lineal, basada en la teoría fonológica del mismo nombre (Bernhardt y Gilbert, 1992; Bernhardt y Stoel-Gammon, 1994; Bernhardt y Holdgrafer, 2001a, 2001b).

La Fonología No Lineal, creada por Goldsmith (1990), propone una organización jerárquica de las palabras, sílabas, segmentos y rasgos, e intenta explicar los efectos de esa jerarquía sobre los patrones fonológicos. Las teorías fonológicas anteriores se consideran lineales porque su interés está centrado en los sonidos individuales (asumen que el habla se planea y ejecuta secuenciando un sonido a la vez). El trabajo de Goldsmith, condujo al desarrollo de un nuevo grupo de teorías (Fonología Autosegmental, Fonología Métrica, Geometría de Rasgos) que buscan explicar la interacción entre los distintos niveles del sistema fonológico.

Básicamente, en la jerarquía fonológica, encontramos dos niveles principales:

el nivel más alto, de la frase y la palabra, y el nivel más bajo, de los segmentos y los rasgos (Figura 3.1).

FIGURA 3.1. Jerarquía fonológica básica.

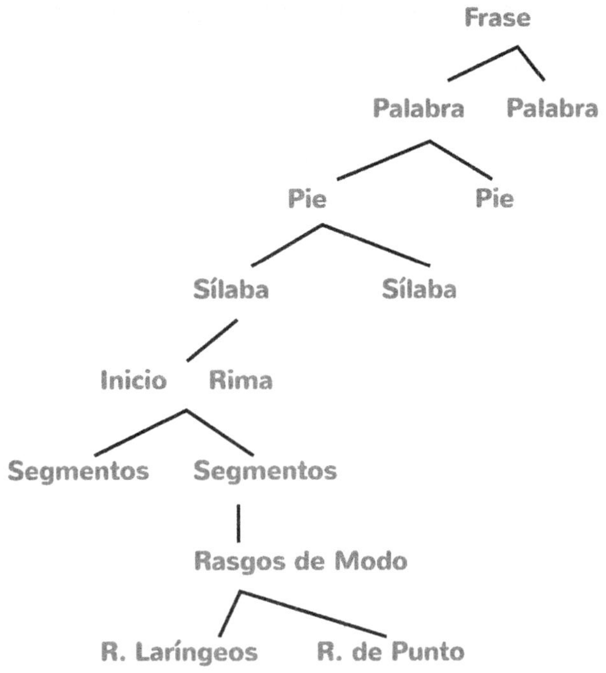

Extraído de Bernhardt, 2005.

El análisis fonológico deberá incluir, entonces, la evaluación tanto de aspectos segmentales (fonemas o clases de fonemas) como estructurales o fonotácticos (sílaba, palabra, frase).

La *Planilla de evaluación no lineal* (ver pág. 91) confeccionada para tales fines, permite volcar los datos obtenidos en las muestras de denominación. Contiene los siguientes apartados:

Nivel de la frase: aquí se describen aspectos prosódicos como la entonación y la acentuación de las frases. También se consigna la presencia o ausencia de partículas funcionales (artículos, preposiciones, conjunciones) pues al tener menor saliencia fo-nética, suelen ser omitidas por niños con trastornos graves.

Nivel de la palabra: se analiza si la acentuación de las palabras es correcta, constituyendo ésta una pista diagnóstica para diferenciar entre un trastorno fonológico y una dispraxia verbal.

Las longitudes de las palabras (monosílabas, bisílabas, trisílabas, cuatrisílabas) y los esqueletos o formas (secuencias consonante-vocal) que el niño es capaz de manejar, se van registrando de manera conjunta. Por ejemplo, si el niño produjo una palabra bisilábica como *pato*, se anota en el apartado *Bisílabas* la estructura de la palabra: ˈCVCV. Es importante también la consignación de qué tipo de secuencias consonánticas puede organizar dentro de una palabra. Específicamente, se incluyen las secuencias de punto articulatorio (L: labial, D: dental, P: palatal, V: velar) pues ponen a prueba la programación fonológica y detectan asimilaciones. En el ejemplo citado, se anota en el apartado correspondiente, la secuencia L-D.

Cabe mencionar que se procede de la misma manera para palabras producidas erróneamente. Por ejemplo, si en lugar de *cocodrilo*, el niño dice "*totilo*", se consigna en el apartado *Trisílabas* la estructura CVˈCVCV y en *Secuencias consonánticas*: D-D-D. Lo que se busca con este análisis es establecer cuáles son las posibilidades del niño para luego determinar qué es lo que necesita. El ejemplo nos da la información de que este niño puede organizar trisílabas constituidas por consonantes con el mismo punto articulatorio. El objetivo sería, para este caso, la adquisición de trisílabas que incluyan variaciones de punto articulatorio (Ej. L-D-D), y eventualmente la incorporación de cuatrisílabas.

Por último, se tiene en cuenta la posición de los fonemas dentro de la palabra y se observa si mantiene las consonantes iniciales o finales de la sílaba y los grupos consonánticos.

Nivel segmental: se establece qué fonemas o clases de fonemas se usan correctamente, es decir, en el lugar de la palabra que corresponde (repertorio fonémico) y qué sonidos son estimulables (repertorio fonético).

Finalizado el registro en los tres niveles mencionados, podrá observarse dónde están las restricciones y cuáles son las verdaderas posibilidades de programación fonológica del niño, lo que permitirá plantear los objetivos terapéuticos más inmediatos (ver pág. 50).

Registro de formatos básicos

Para completar la evaluación estructural, debería realizarse un registro de los formatos o patrones evolutivos básicos que domina el niño (ver Velleman y Vihman, 2002).

En el Apéndice, pág. 93 y 94, se incluye un listado de palabras sencillas que abarca formas CVCV con las principales secuencias de punto articulatorio: L-L, D-D, V-V, L-D, L-V, D-L, D-V, V-L y V-D.[8] Como el objetivo es conocer qué tipo de secuencias puede organizar activamente el niño, debe evaluarse mediante la denominación de las imágenes correspondientes. Cuando no reconoce algún estímulo se apela a la imitación diferida.

La repetición puede solicitarse en aquellos casos donde el vocabulario es muy reducido, y para determinar qué formatos son estimulables y cuáles no.

Evaluaciones complementarias: atención y memoria

Las habilidades lingüísticas dependen en gran medida del desarrollo de los procesos atencionales y mnésicos. Por ese motivo, es importante evaluar:

- la posibilidad de planificación y selección de estímulos -atención selectiva-;
- el mantenimiento de la actividad en una determinada dirección -atención sostenida-;
- la memoria de trabajo que une los datos recientes con los del plan de la tarea para darle continuidad;
- el control de interferencias;
- y la flexibilidad cognitiva para cuando se requieran cambios en las estrategias en marcha.

Existen algunas pruebas que nos permiten evaluar los procesos atencionales de manera rápida, y determinar así la necesidad de una valoración más exhaustiva.

El Test de percepción de diferencias (TPD) de Thurstone y Yela (ver Repáraz, Peralta y Narbona, 1996) para niños de 6 a 10 años, requiere una buena discriminación visual pues el examinado debe encontrar un estímulo distinto dentro de un grupo de

....

8 El listado incluye dos palabras con formas CVCVC, *torta* y *barco*, con el objetivo de evaluar las secuencias de consonantes en posición de ataque D-D y L-V respectivamente, por lo que, si el niño omite la consonante en coda (/ſ /en ambos casos), no es relevante para este análisis.

tres –se trata de dibujos de caras. El rendimiento obtenido en los tres primeros minutos permite observar la capacidad de atención selectiva, y el desempeño total durante los seis minutos que dura la prueba, pone en evidencia la capacidad de atención sostenida y la fatigabilidad. Además de considerar el número de aciertos se tienen en cuenta los errores, lo que brinda información acerca del control de respuestas impulsivas.

Las pruebas que piden la repetición de dígitos de manera directa e inmediata, como las que se encuentran en el TOMAL: *Test of Memory and Learning* (Reynolds y Bigler, 2001), en el ITPA: Test Illinois de habilidades psicolingüísticas (Kirk y cols., 2004), o en el Test de inteligencia para niños WISC- IV (2005), permiten valorar la capacidad de atención inmediata y la vigilancia a través del recuerdo inmediato de material no significativo. Se le pide al niño que repita las series cada vez más largas que se le van proporcionando.

Muchos autores consideran las fallas en la memoria de trabajo como una de las causas de los TEL (ver Gathercole y Baddeley, 1989, 1990, 1994, 1995; Gathercole y cols. 1999). Por ese motivo, sería pertinente incluir en la evaluación de las dificultades fonológicas algunas pruebas que nos permitan constatar su estado.

El Modelo de la memoria de trabajo (Figura 3.2) considera la actividad de un controlador, el ejecutivo central, constituido por dos sistemas esclavos: el bucle fonológico y el registro visoespacial. El bucle fonológico está constituido, a su vez, por un almacén fonológico y por un registro de repetición sub-vocal.

Cuando llega una señal verbal para ser analizada, la primera parte debe ingresar al almacén fonológico, en el que permanece unos instantes mientras otros procesos cognitivos superiores se llevan a cabo. Como el mensaje es continuo y el almacén es limitado, el resto del mensaje se mantiene debido al control de repetición que lo "refresca" continuamente por medio de la repetición mental. Cuando el almacén queda libre, porque ya se procesó la parte del mensaje que lo ocupaba, el resto de la información pasa al almacén y se vuelven a realizar las operaciones necesarias. Si el almacén fonológico es más limitado de lo usual o no actúa correctamente el control de repetición, no se podrá realizar adecuadamente la abstracción de los rasgos que permiten, por ejemplo, construir las representaciones fonológicas de las palabras. Eso podría explicar, en parte, las dificultades de los niños con trastornos fonológicos.

Las pruebas que permiten evaluar ese tipo de memoria son aquellas donde se debe retener una información mientras se realiza otro proceso, por ejemplo, las de repetición de dígitos o letras inversas existentes en el WISC –IV o en el TOMAL.

FIGURA 3.2. Ejecutivo central y bucle articulatorio en el Modelo de memoria de trabajo de Baddeley y Hitch (1993).

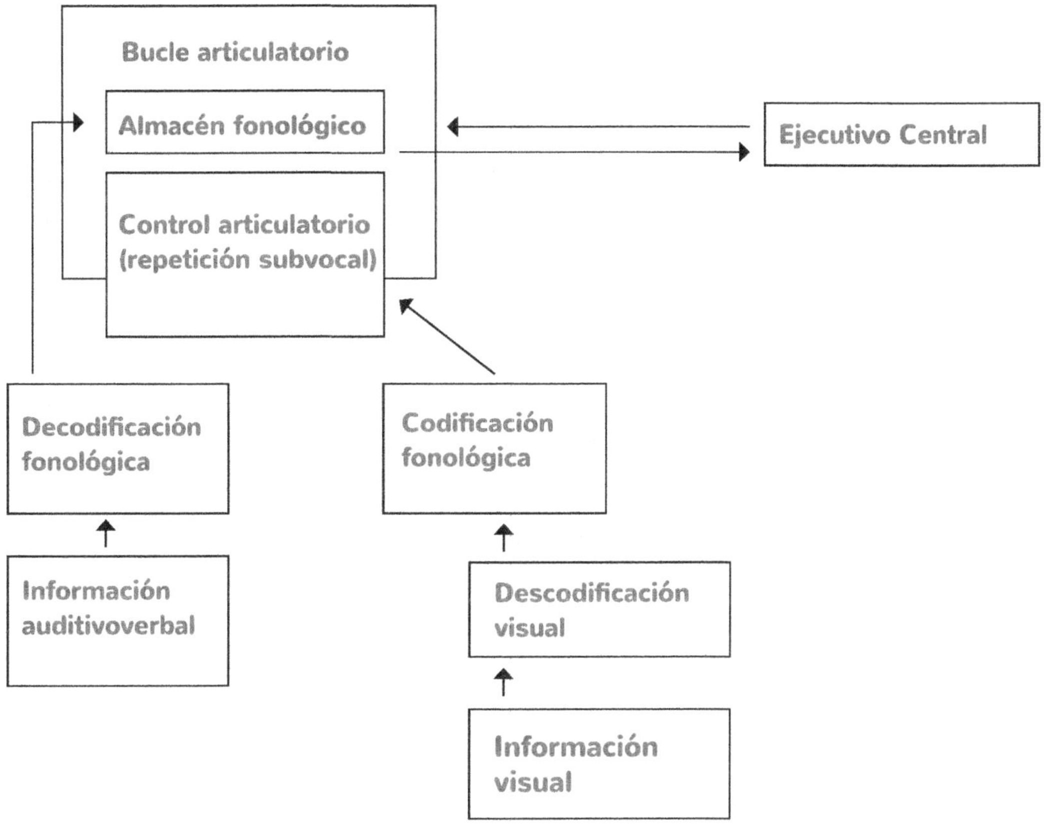

Extraído del Manual de Neuropsicología de Roger Gil (1999).

4

INTERVENCIÓN FONOLÓGICA

La intervención fonológica, así denominada en contraposición a la articulatoria tradicional o fonética, presenta las siguientes características (Stoel-Gammon y Dunn, 1985): 1) se basa en la naturaleza sistemática de la fonología, 2) implica actividades conceptuales, más que motoras y 3) tiene como principal objetivo la generalización.

Fey (1992) considera tres niveles de objetivos para una terapia fonológica: básicos, intermedios y específicos. Como *objetivos básicos* incluye facilitar la reorganización cognitiva del sistema fonológico del niño y mejorar su inteligibilidad. Como *objetivo intermedio*, abordar grupos de sonidos de acuerdo con un principio teórico (ej. procesos fonológicos). Y como *objetivo específico*, abordar un sonido o sonidos usando estrategias verticales u horizontales.[9]

A continuación, se realiza un recorrido por los principales abordajes que se han desarrollado hasta la actualidad, y que se incluyen dentro de una intervención de este tipo. Posteriormente, se presenta una síntesis del programa terapéutico surgido de nuestra experiencia en el trabajo cotidiano con niños con trastornos fonológicos.

Abordaje de procesos fonológicos

De acuerdo con Stampe (1969), nacemos con un sistema de procesos fonológicos naturales, basados fonéticamente, que pueden explicar los cambios de sonidos que ocurren en el habla infantil. Se trataría de operaciones mentales que le permiten al niño simplificar el habla de manera consistente para compensar las limitaciones de

9 Cuando la estrategia es vertical, se trabaja un solo target hasta determinado nivel de generalización y luego se aborda el siguiente. Cuando es horizontal, se abordan varios sonidos dentro de un proceso, o más de un proceso en forma simultánea.

su sistema inmaduro (auditivas, articulatorias y de procesamiento). Para adquirir la fonología de su lengua nativa, el niño debe revisar ese sistema innato de procesos -procediendo a una eliminación gradual de los mismos- hasta equiparar su sistema fonológico con el del adulto.

Dentro de la intervención fonológica, ese abordaje ha sido uno de los más ampliamente adoptados en la clínica. Su objetivo es eliminar los procesos fonológicos retrasados o desviados que afecten el habla de un niño, abordando patrones en lugar de fonemas individuales, lo que conduciría a resultados más efectivos en menos tiempo.

Como blancos (targets) de tratamiento, se seleccionan aquellos procesos fonológicos que más comprometan la inteligibilidad del niño o los de resolución más temprana en el desarrollo típico. Una vez elegido el proceso, se trabaja sobre los sonidos o estructuras silábicas más estimulables (fáciles de producir) o de adquisición más temprana. Se asume que luego los niños generalizarán naturalmente a otros sonidos o contextos.

La mayoría de los programas basados en la fonología natural incluye una práctica en la percepción y en la producción, para incrementar la conciencia de los patrones fonológicos y brindar oportunidades para desarrollar otros nuevos. Uno de los programas más difundidos y ampliamente utilizados es el propuesto por Hodson y Paden, y se describe a continuación.

Abordaje por ciclos

Diseñado para niños altamente ininteligibles, el abordaje por ciclos (Hodson y Paden, 1983, 1991) tiene como objetivo lograr un cambio gradual y natural del sistema fonológico, donde el paciente participe en forma activa.

Un ciclo es una unidad de tiempo predeterminada (*n* cantidad de sesiones) en la cual se trabaja sobre todos o la mayoría de los procesos fonológicos que deban eliminarse. Los procesos fonológicos que se tratan son aquellos que ocurren al menos en un 40% en el análisis sobre el test APP-R (*Assessment of Phonological Processes – Revised* de Hodson, 1986, que usa una tarea de denominación de objetos para obtener palabras aisladas). Para cada proceso, se seleccionan los *targets* correspondientes (según un criterio de estimulabilidad o evolutivo) que se abordan solamente por unas pocas sesiones dentro de un ciclo; ese grupo de sesiones se incluyen en lo que se denomina fase. El pasaje de una fase a la siguiente se realiza sin considerar el nivel de progreso logrado por el niño, y continúa hasta completar el trabajo sobre todos los procesos fonológicos, es decir, hasta finalizar el ciclo.

En la Figura 4.1 se presenta una tabla donde se ejemplifica la posible estructuración de un primer ciclo de tratamiento para un niño de 5 años, con el objetivo de eliminar los procesos de oclusivización, lateralización, omisión de consonante final y reducción de grupos consonánticos.

FIGURA 4.1. Ejemplo de un primer ciclo de tratamiento para un niño de 5 años.

Fase	Sesiones	Proceso Fonológico	Nuevo Patrón	Targets seleccionados	Palabras
1	1-4	Oclusivización	Fricativas	/f-/, /x-/	Foca, fideos, foto, jamón, jabón, Juan
2	5-8	Lateralización	No líquida /d/ y líquidas interruptas	/d-/	Dame, dos, Dani, día
3	9-12	Omisión de Consonante Final	Líquidas y sibilante en posición de coda silábica	/lp-/, /lt-/, /-l/	Pulpo, alto, alta, mal, gol, mil,
4	13-16	Reducción de Grupos Consonánticos	Líquidas en grupos consonánticos	/pl-/, /bl-/, /kl-/	Plato, plata, blanco, clavo.

Basado en Stoel-Gammon, C. y cols., 2002.

Una vez concluido el primer ciclo, se realiza una reevaluación y los procesos que continúan apareciendo con una frecuencia de un 40% o más, son abordados nuevamente en el segundo ciclo, y así sucesivamente. En cada ciclo, se vuelve sobre lo que ya se ha practicado y se introducen *targets* más complejos.

Una sesión de tratamiento consta de los siguientes componentes:

1) Bombardeo auditivo: se expone al niño al nuevo patrón fonológico, mediante un listado de palabras presentado auditivamente en forma levemente amplificada.
2) Práctica en la producción de un número limitado de palabras que ilustran los nuevos patrones, incluidas actividades lúdicas y significativas. El terapeuta brinda facilitaciones cuando es necesario y enfatiza los efectos del cambio del sonido sobre la transmisión del significado.
3) Bombardeo auditivo: el niño escucha el listado nuevamente.
4) Práctica para el hogar.

De acuerdo con este enfoque, la estimulación auditiva focalizada y la práctica estructurada de alta calidad en la producción de los *targets* seleccionados desarrolladas a través de una estrategia cíclica provocan un impacto sobre varios procesos a la vez y permiten abordar el sistema fonológico del niño como un todo.

Abordaje de oposiciones

La Fonología Generativa (Chomsky y Halle, 1968) realiza una descripción del sistema fonológico tomando como unidades de análisis los rasgos distintivos, es decir, aquellos rasgos que permiten diferenciar un fonema de otro. La tarea del niño que adquiere una lengua sería, entonces, la de aprender qué rasgos son los que contrastan significados en dicha lengua.

Tomando esos conceptos, el abordaje terapéutico de oposiciones tiene como objetivo lograr una reorganización del sistema fonológico del niño mediante la introducción de nuevos contrastes o distinciones fonémicas. Las terapias de ese tipo adoptan como recurso el uso de pares mínimos (pares de palabras que se distinguen por un solo fonema). Como vimos en el Capítulo 1, los pares mínimos pueden ser de mínima oposición (los fonemas se diferencian en un solo rasgo como *taza-casa*) o de máxima oposición (los fonemas se diferencian por más de un rasgo como *casa-masa*). Los distintos abordajes basan sus diferencias principalmente en la selección de los *targets* y las estrategias empleadas (ver Barlow y Gierut, 2002).

Terapia de pares mínimos convencional

El formato convencional de pares mínimos descripto por Weiner (1981), propone contrastar el sonido que el niño usa como sustituto con el sonido correcto (no perteneciente a su sistema fonológico). Por ejemplo, si un niño no posee velares en su repertorio fonémico y sustituye /k/ por /t/, se introducen pares de mínima oposición como *"tomo-como" / "casa-taza"*, para mostrarle la diferencia entre ambos fonemas, con la premisa de que una vez que se introduzca el contraste, podrá generalizarse a otras oposiciones del mismo tipo, dental-velar, como /s-x/ y /d-g/, sin que sean tratadas directamente.

El modelo toma como *targets* los sonidos que son adquiridos tempranamente en el desarrollo y estimulables para el niño. La estrategia que se utiliza es vertical, es decir, se aborda un contraste de sonidos por vez y no se pasa al siguiente hasta no haber logrado un buen nivel de generalización.

Las actividades implican juegos con pares mínimos en los que el niño es inducido a emitir las palabras de cada par, habitualmente producidas por él como homónimos. El terapeuta proporciona únicamente un *feedback* conceptual, al enfatizar la consecuencia del error del niño en el éxito de la comunicación, mostrando dudas sobre qué elemento del par elegir. Para evitar caer en la homonimia y superar la ambigüedad, el niño intentará modificar sus producciones erróneas.

En algunos casos, la sugerencia de abordar la función de los sonidos en la comunicación no sería suficiente para un tratamiento efectivo, por lo que muchos autores proponen usar, cuando sea necesario, un *feedback* fonético, es decir, abordar los movimientos articulatorios necesarios para producir el *target* (para más detalles, ver Fey, 1985; Saben e Ingham, 1991).

Algunos abordajes (ej. Rvachew, 1994) han implementado un componente perceptivo previo o paralelo al tratamiento de producción, ya que puede facilitar una mejor precisión en la misma.

Terapia de oposiciones máximas

A través de una serie de trabajos sobre eficacia terapéutica, Judith Gierut (1989, 1992) sugiere que se pueden lograr cambios más rápidos e importantes cuando se presentan contrastes entre sonidos muy diferentes. En otras palabras, establece que abordar oposiciones máximas conduce a mejores resultados que abordar oposiciones mínimas. De esa forma, se induce al niño a focalizar simultáneamente sobre más de una distinción fonémica, por lo que el abordaje sería más adecuado que el tradicional para niños con una inteligibilidad gravemente afectada.

Según el enfoque, la selección de los *targets* de tratamiento - qué tratar - es más importante que el tipo de intervención que se utilice -cómo tratar (Gierut, 2005). Para ello,se considera que los *inputs* lingüísticos más complejos promueven un cambio más profundo en el sistema del niño.

Siempre con el objetivo de lograr la mayor generalización posible en el tratamiento, se propone elegir, para el contraste, dos sonidos de los cuales el niño tenga menor conocimiento y que no estén incluidos en su repertorio. Esa selección de *targets* basada en la complejidad implica comenzar el tratamiento por fonemas de adquisición tardía y no estimulables para el niño, con la presunción de que aprender lo más complejo puede resultar, espontáneamente, en la adquisición de lo menos complejo. Por ejemplo: si un niño produce erróneamente tanto oclusivas como fricativas, las primeras no son incluidas como *targets* de tratamiento porque el abordaje de las fricativas presumiblemente posibilitará la adquisición de las oclusivas.

Entonces, a diferencia del tratamiento convencional, el tratamiento de oposiciones máximas contrasta entre sí fonemas nuevos para el niño, que difieren por distinciones de rasgos máximas y de clase mayor.

En un estudio comparativo, Gierut (2001) observa que con ese abordaje se logran cambios globales en el sistema del niño, no sólo en las reglas tratadas sino también en otras no tratadas, mientras que con el tratamiento convencional advierte poco cambio más allá de las reglas específicamente abordadas (no obstante, consulte el estudio de Rvachew y Nowak, 2001).

Terapia de oposiciones múltiples

Williams (1992, 2000) propone un abordaje de oposiciones que, a diferencia de los dos anteriores, contrasta simultáneamente varios sonidos afectados con el sonido usado como sustituto.

Con frecuencia, los niños con trastornos fonológicos sustituyen varios fonemas por uno solo, lo que reduce la inteligibilidad y conduce a la homonimia. El abordaje de oposiciones múltiples confronta al niño en forma directa y explícita con las dificultades ocasionadas por estos "colapsos fonémicos", mediante el uso de grupos de tratamiento amplios. Integrar los *targets* dentro de un solo grupo de contrastes de sonidos múltiples, facilitaría el aprendizaje de la regla de un modo más focalizado que si se abordaran pares mínimos en forma individual. Por ejemplo, para un niño que reemplace consonantes fricativas por [t], el grupo para el tratamiento de oposición múltiple puede incluir /t/ vs. /s, y, x/, para practicar en una actividad de juego palabras tales como *"Tami"* vs. *"Sami", "Yami"* y *"Jami"* introducidas como nombres de distintos personajes.

La selección de *targets*, entonces, no se realiza de acuerdo a las normas de desarrollo, la estimulabilidad o la complejidad, sino teniendo en cuenta la función de los sonidos en el sistema y el patrón de error global propio de cada niño.

En la práctica, se eligen un máximo de cuatro *targets* por regla abordada. La intervención abarca tanto aspectos fonéticos como fonémicos, de acuerdo con las necesidades de cada niño. El programa incluye los siguientes objetivos (Williams, 2005):

1) Brindar oportunidades para que el niño descubra la regla abordada (mediante la realización de actividades metafonológicas).
2) Efectuar una práctica focalizada sobre los nuevos *targets* para que se vuelvan automáticos (mediante el uso de la imitación).
3) Proporcionar un *feedback* comunicativo/lingüístico en relación con el significado de su producción.
4) Brindar oportunidades de practicar los nuevos *targets* en actividades de juego naturales.

La fase inicial del tratamiento aborda principalmente el aprendizaje fonético mediante la práctica focalizada con uso de la imitación. Una vez que se establecen los aspectos fonéticos del nuevo contraste, se avanza sobre el aprendizaje fonémico mediante la producción espontánea en contextos comunicativos.

El abordaje de colapsos fonémicos extensos tendría la ventaja de agregar varios contrastes nuevos al sistema del niño en una menor cantidad de tiempo, por lo que ese tipo de tratamiento sería recomendable para niños con trastornos fonológicos muy graves.

Según la autora, una progresión lógica de intervención sería comenzar por un abordaje de oposiciones múltiples, y una vez que el niño reorganice su sistema, pasar a un abordaje de oposiciones simples y mínimas y, finalmente, a una intervención basada en la conversación (ver más adelante, el Abordaje naturalista de Camarata).

Abordaje metafonológico

El enfoque metafonológico de Dean y Howel (1986) combina el abordaje de procesos fonológicos y el de pares mínimos convencional, agregando un componente metalingüístico.

Desarrollado para niños con ininteligibilidad leve a moderada, trabaja sobre la conciencia fonológica y sobre los conceptos que subyacen los errores, focalizando la atención del niño sobre los detalles fonológicos de su lengua.

Su objetivo es lograr una reorganización en la conducta cognitiva del niño, induciéndolo a reflexionar sobre el lenguaje en forma explícita. Para ello, enfatiza opuestos del mundo real (largo-corto, adelante-atrás) y los relaciona con oposiciones en el sistema de sonidos de la lengua (fricativo-oclusivo, anterior-posterior). Como componente clave, se le brinda al niño un *feedback* sobre las propiedades de los fonemas y sobre la efectividad comunicativa, que le permita un mayor uso de estrategias de reparación y un cambio en el procesamiento interno del sistema fonológico.

El programa de intervención consta de dos fases, aplicables a cada proceso fonológico seleccionado:

Fase I: Desarrollo de la conciencia fonológica

Se focaliza la atención del niño sobre la clase de sonidos afectada por el proceso, mostrándole sus características e interrelaciones en una situación motivadora de juego. Se trata de tareas perceptivas, por lo que no se exige la producción en esa etapa.

Para los procesos que afectan a los fonemas, como por ejemplo la oclusivización, se consideran 4 niveles:

Nivel del concepto: se realizan actividades con dibujos y juguetes que ejemplifiquen el concepto que subyazga al error en el habla del niño, sin hacer referencia a los sonidos. Por ejemplo: lápices cortos y largos, caminos cortos y largos.

Nivel del sonido: se contrastan sonidos que no sean del habla mediante distintos ejemplos: ruido de choque (corto) - ruido de motor (largo).

Nivel del fonema: se contrasta una clase de fonemas (oclusivos - cortos) con otra clase de fonemas (fricativos - largos).

Nivel de la palabra: se introducen pares mínimos. Ejemplo: *fila-pila, sapo-tapo, jarro-carro*.

En el caso de los procesos referidos a la estructura de la palabra, se consideran tres niveles: el nivel del concepto (presencia y ausencia), el de la sílaba y el de la palabra.

Fase II: Desarrollo de la conciencia fonológica y comunicativa

Se trabaja sobre la transferencia del conocimiento adquirido a una situación comunicativa, sobre el automonitoreo y la reparación.

Específicamente se usan pares mínimos, que el niño produce primero en palabras aisladas y luego se incluyen en contextos de complejidad mayor.

El *feedback* focaliza en el resultado de la comunicación. Se habla sobre el contraste, haciendo referencia a los conceptos abordados en la fase anterior, y cómo afecta al significado. El terapeuta usa estrategias que le permitan al niño revisar su producción y hacer reparaciones espontáneas como por ejemplo, repetir lo que el niño dijo –no lo que intentó decir- o consignas como "Escuché un sonido corto. ¿Quisiste decir uno largo?". En forma paralela, se enseñan los movimientos articulatorios necesarios para la producción correcta.

Abordaje no lineal

Históricamente, la intervención fonológica se ha centrado fundamentalmente en el nivel segmental (fonemas o clases de fonemas), mientras que los aspectos estructurales o fonotácticos (palabra/sílaba) han sido solamente tratados en función de los fonemas *target*.

Los abordajes terapéuticos basados en un análisis no lineal (Bernhardt, 1992, 1994) comienzan a resaltar la importancia de incluir objetivos estructurales, además de los segmentales. En ese sentido, Velleman (2002) establece que cuando las limitaciones fonotácticas sean las que dominen el sistema del niño, deben abordarse de manera explícita, sin concentrarse en la precisión segmental; sólo una vez que las estructuras sean incorporadas al sistema, se puede plantear como objetivo la producción precisa de los segmentos que las componen.

Para cada nivel se determina cuáles son los elementos adquiridos, cuáles están en desarrollo y cuáles no se han desarrollado, a fin de elaborar un plan de tratamiento. Según Bernhart (2005), los *targets* potenciales a nivel estructural serían: 1) nuevos patrones de acentuación y entonación de la frase, 2) nuevas longitudes de palabra, 3) nuevos patrones de acentuación de palabra y 4) nuevas formas de palabra (secuencias consonante - vocal). A nivel segmental, los *targets* potenciales serían: nuevos rasgos de punto, modo y sonoridad (laríngeos). En la Figura 2.2, se presenta un cuadro con ejemplos de objetivos para algunas limitaciones que pueden presentarse en ambos niveles.

Los programas de tratamiento incluyen un abordaje alternado e independiente de *targets* estructurales y segmentales basado en las fortalezas y necesidades de cada niño. Por un lado, se abordan estructuras nuevas compuestas por segmentos conocidos y, por el otro, segmentos nuevos que formen parte de estructuras conocidas. Por ejemplo, si el niño no produce palabras de tres sílabas, se le presentan como estímulos palabras de ese tipo constituidas por fonemas que estén en su repertorio.

Un concepto básico para la selección de objetivos es el de las formas fonológicas *default* y *no default*. Las formas fonológicas varían en la cantidad de recursos cognitivos y articulatorios que requieren. Aquellas que necesitan una mayor cantidad de recursos se denominan *no default* o *marcadas*. Son de aparición más tardía en el desarrollo e incluyen las sílabas complejas, las consonantes fricativas, las líquidas, las palatales y las velares. Otras formas, en cambio, requieren menos recursos, como las sílabas básicas, las consonantes oclusivas, las nasales, las labiales y las dentales. Las formas *default* o *no marcadas* aparecen temprano en el desarrollo y, en general, sustituyen a las formas más complejas (*no default*).

Según el abordaje no lineal, deberían establecerse como objetivos de tratamiento las formas *no default*, porque son formas más específicas, que requieren un mayor aprendizaje. En general, las formas *default* están presentes en el habla de los niños

FIGURA 2.2. Ejemplos de objetivos estructurales y segmentales para distintas limitaciones del sistema fonológico.

Nivel estructural	Ej. de limitación del sistema	Ej.de objetivo estructural
Patrón de la frase	El niño presenta en su habla omisiones y sustituciones de las palabras menos acentuadas.	Preposiciones
Longitud de la palabra	El niño no produce formas de palabra de más de dos sílabas.	Trisílabas
Patrón de acentuación de la palabra	El niño sólo produce formas de palabra con acentuación en sílaba final.	Palabras con sílaba inicial acentuada
Forma de palabra	El niño sólo produce formas VCV (omite las consonantes iniciales de palabra).	Estructuras CVCV
Nivel segmental	**Ej. de tipo de limitación**	**Ej. de objetivo segmental**
Rasgos de modo	El niño no produce fricativas.	Consonantes fricativas
Rasgos de punto	El niño no produce consonantes posteriores.	Consonantes palatales y velares
Rasgos de sonoridad	El niño no produce consonantes sonoras.	Consonantes sonoras

con trastornos fonológicos y si están ausentes, pueden desarrollarse espontáneamente una vez que se traten los *targets* no *default*. Sin embargo, deben observarse las particularidades de cada caso y considerar, ante todo, el sistema de cada niño. Hay niños que tienen formas *default* que no coinciden con las de su lengua (por ejemplo, producen velares en lugar de dentales) o hay otros que tienen formas fonológicas extremadamente limitadas (sólo producen vocales y una o dos consonantes). En esos casos, es conveniente optar por los *defaults* en la selección de objetivos, siguiendo un abordaje más acorde al desarrollo.

No obstante, y más allá del análisis fonológico, Baker y Bernhardt (2004) sugieren que deben considerarse otras variables (cognitivo-lingüística, personal-social, perceptiva, motora) para definir los objetivos y lograr un tratamiento exitoso.

Entrenamiento comunicativo: Intervención natural de la inteligibilidad del habla

De acuerdo a varias investigaciones (ver, por ejemplo, Camarata y Nelson, 1992), el entrenamiento comunicativo en el contexto de una conversación natural tendría una gran efectividad para mejorar las habilidades de los niños con cualquier tipo de trastorno en la comunicación. El abordaje contrasta con aquellos que se basan en la imitación y la ejercitación descontextualizada, que pueden ser efectivos en determinadas situaciones controladas, pero evidenciarían un menor impacto en el discurso espontáneo (además de tener efectos negativos como la falta de motivación y la resistencia al tratamiento).

Los niños con trastornos fonológicos también pueden abordarse mediante esa forma de tratamiento. Se trata de una alternativa frente a abordajes directos -como los vistos anteriormente, que se desarrollan en contextos de interacción muy limitados. En cambio, la intervención natural intenta aproximarse al proceso que sigue un niño en la adquisición fonológica normal, enfatizando la importancia de un *input* perceptivo-auditivo focalizado (ver Tyler, 2002). Según ese modelo, lo que requeriría simplemente un niño en tratamiento es una mayor cantidad de modelos relevantes en comparación con los que dispone en su ambiente cotidiano. Propone, además, un acercamiento que supere el nivel de la palabra, incorporando cambios más amplios, al nivel del discurso.

Concretamente, consiste en incluir sistemáticamente los fonemas o patrones de error específicos en actividades naturales (relato de cuentos, juego simbólico) durante las que se brindan frecuentes oportunidades para que ocurran. Se obtienen vocabulario y expresiones que contengan los *targets* seleccionados y sean funcionales para la situación lúdica propuesta, de manera tal que se exponga al niño al uso de formas correctas dentro de un contexto conversacional.

Un elemento básico del tratamiento es el *feedback*. El terapeuta refuerza las producciones correctas del niño mediante afirmaciones semánticas, y presenta un modelo preciso (natural, evitando la sobreenfatización) ante las producciones erróneas. Su intervención debe ser inmediatamente contingente con la producción del niño, tratando de aprovechar los momentos críticos en los que su conciencia y atención sean óptimas para usar la nueva información contrastante que se le brinde. No se realiza un entrenamiento motriz directo ni se solicita una repetición.

Camarata (1993) describió el uso de ese abordaje con niños "parcialmente inteligibles". Por lo tanto, podría ser más adecuado para niños con trastornos fonológicos leves o moderados, o para aquellos que hayan evolucionado favorablemente luego de recibir otro tipo de tratamiento.

Abordaje con vocabulario clave

Se trata de una opción terapéutica ideal para aquellos niños con trastornos fonológicos inconsistentes, es decir, aquellos que presenten producciones muy variables de las palabras y resulten, por lo tanto, extremadamente ininteligibles para el oyente, ya que dificultan la extracción de una regla o patrón. En esos casos, los resultados de distintos estudios han indicado que las terapias que abordan sólo contrastes fonológicos no serían muy efectivas (Dodd & Iacono, 1989).

El abordaje apunta directamente a aumentar la consistencia de la producción de las palabras, mediante la enseñanza de un vocabulario limitado de palabras funcionales que se produzcan de una manera apropiada para el desarrollo (Dodd y cols., 1994). El énfasis se pone en la consistencia de la producción, más que en la forma correcta, y se trata de reforzarla en todos los contextos posibles. Por ejemplo: si un niño dice *"papato" / "patato" / "tapato"* indistintamente en lugar de *zapato*, se trata de reforzar la forma que más se asemeje a la adulta, en este caso *"tapato"*.

El objetivo es que el niño logre mejorar su planificación o montaje fonológico, mediante la exposición a representaciones acústico-fonéticas más eficientes. Para ello, se realizan actividades que brinden oportunidades para que el niño escuche y produzca palabras claves en un contexto significativo. A diferencia del abordaje naturalista, la selección de *targets* se realiza en función de palabras y no de patrones de error.

Los padres proponen qué palabras son útiles y significativas para su hijo mientras que el terapeuta establece qué producción es la apropiada para cada *target*, de acuerdo al sistema fonológico y al inventario fonético del niño. Inicialmente, se introducen pocas palabras, que se trabajan por separado en cada sesión. Se ejercita su producción aislada mediante la segmentación silábica, la imitación y pistas articulatorias. Cuando en una sesión, una palabra se produce en forma consistente y apropiada en un 90%, se incorpora en frases y se suma una nueva palabra al listado (Dodd y Bradford, 2000).

En su estudio comparativo de abordajes para trastornos graves, Crosby, Holmes y Dodd (2005) introducen algunas modificaciones. Proponen la selección de un total de 50 palabras de uso frecuente para el niño, que incluya: nombres de personas de su entorno, de mascotas, lugares donde concurra, comidas y bebidas de su preferencia, personajes y juguetes favoritos, palabras funcionales como "dame", "gracias", "por favor". Las palabras son abordadas en grupos de 10 y, para cada una de ellas, el terapeuta establece cual es la mejor forma de producción que puede lograr el niño, que será estimulada y monitoreada para su uso consistente en distintos ámbitos (sesiones terapéuticas, hogar y escuela). Al finalizar dos semanas de tratamiento, las palabras que produzca consistentemente (tres veces en la misma sesión) se eliminan de la lista de 50 y las que no, se agregan a la lista de 10 palabras correspondiente a las dos semanas siguientes.

De esa forma, una vez que el niño posea un vocabulario clave adecuado a sus necesidades, y logre una mayor estabilidad general en sus producciones, puede entonces adoptarse una terapia que aborde patrones, como la de procesos fonológicos.

Terapia P.A.C.T.

"Padres y niños juntos" (*Parents and Children Together* – PACT) es un modelo de intervención fonológica de base amplia, centrado en la familia (Bowen, 1998). Se trata de un abordaje ecléctico para niños con trastornos fonológicos en el que los padres y personas cercanas al niño aprenden información técnica y desarrollan nuevas habilidades para aplicar en forma cotidiana, con la guía del terapeuta.

Teóricamente, asume que la adquisición fonológica es una compleja interacción entre el desarrollo de capacidades motoras, perceptivas, conceptuales y cognitivo-lingüísticas. Las experiencias comunicativas en el ambiente lingüístico particular e inmediato de cada niño favorecerían el desarrollo de esas capacidades.

El modelo se basa en dos principios interrelacionados (Bowen y Cupples, 2006):

1) La homonimia impulsa el cambio fonémico. Por ello, abordar la conciencia fonológica en situaciones naturales y contextuadas, tanto en la clínica como en el hogar, permite al niño prestar atención a las consecuencias comunicativas de sus producciones homofónicas. A su vez, eso aumenta la probabilidad de mejorar su conocimiento sobre el sistema de contrastes y monitorear su habla.
2) Las tareas de *input* y *output* que resalten contrastes fonémicos (de oposición mínima, máxima o múltiple) favorecen el aprendizaje de nuevos contrastes.

Como tratamiento de base amplia, es decir, que focaliza tanto sobre aspectos lingüísticos como motores, incluye los siguientes componentes:

- **Educación de los padres:** se instruye a los padres del niño acerca de aspectos técnicos de la evaluación y el tratamiento. Se les enseñan distintas estrategias de uso cotidiano para mejorar los patrones del habla de su hijo (modelar, reformular, estimular el automonitoreo del habla y la autoreparación) así como brindar un *input* auditivo focalizado y realizar tareas metalingüísticas y con pares mínimos.
- **Tareas metalingüísticas:** tienen el objetivo de impulsar al niño a que piense y hable sobre el lenguaje, específicamente a nivel fonológico. Las actividades que se llevan a cabo tanto en la sesión como en el hogar, abarcan: asociaciones sonido-imagen (por ejemplo: */sh/ – silencio*), la segmentación de fonemas iniciales (por ejemplo: pensar nombres de amigos que comiencen con el mismo sonido), la conciencia de patrones similares de sonidos o palabras (por ejemplo: juegos de rimas), el conocimiento del concepto de palabra, el entendimiento de la idea de que las palabras trasmiten significado, la conciencia del uso de estrategias de revisión y reparación, la realización de juicios sobre emisiones correctas-incorrectas (Por ejemplo: *No hay fideos en el pato* vs. *No hay fideos en el plato*), juegos con variaciones léxicas y

gramaticales (por ejemplo: *auto* vs. *autos*) y la correspondencia fonema-grafema. Se recomienda dividir la actividad en un 50% para las tareas de "escuchar y pensar" y un 50% para las tareas de producción.

- **Entrenamiento en la producción fonética:** el terapeuta le enseña al niño cómo ejecutar los sonidos con los que tiene dificultad en contextos facilitadores. Una vez que el fonema es estimulable, se emplean juegos en la clínica y el hogar para brindar una práctica de la producción a través de un número limitado de palabras.
- **Entrenamiento ejemplar múltiple**: involucra actividades con pares mínimos y de *input* auditivo focalizado. Para la terapia de pares mínimos se utilizan dibujos en tarjetas, a modo de cartas. El niño, por ejemplo, debe clasificar palabras por rimas o similitudes estructurales, seleccionar o pedir una de las palabras que componen un par mínimo, juzgar si una palabra u oración es correcta o incorrecta. Para el *input* auditivo focalizado, el adulto le lee al niño, sin amplificación, una lista de palabras/pares mínimos que contienen el sonido/contraste *target* en distintas posiciones (generalmente inicial de palabra). El objetivo es exponer al niño a un sonido particular en un contexto léxico específico.
- **Trabajo en el hogar**: los padres realizan junto con el niño algunas de las actividades de la sesión terapéutica precedente. El terapeuta las transmite verbalmente y las vuelca en un cuaderno denominado "Libro del habla". Se sugieren períodos de cinco a siete minutos de práctica, de una a tres veces diarias, cinco o seis días a la semana, según lo indique el terapeuta. El trabajo debe ser "regular, breve, natural y divertido", con el balance mencionado entre las tareas de tipo perceptivo-conceptual y de producción.

Las sesiones terapéuticas se desarrollan en gran parte entre el niño y el terapeuta; a los padres se les asigna una porción de diez a veinte minutos durante los cuales se les muestra el trabajo sugerido para el hogar y el refuerzo situacional.

El tratamiento se planifica en "bloques y cortes". El primer bloque y el primer corte son usualmente de alrededor de diez semanas cada uno. Posteriormente, el número de sesiones por bloque tiende a disminuir, mientras que se mantiene el mismo lapso para los cortes. Durante el período de interrupción, los padres no realizan ninguna práctica formal por ocho semanas, sino que aplican estrategias aprendidas durante las sesiones de tratamiento, de forma natural, cuando surgen las oportunidades correspondientes. Se les indica que en las dos semanas restantes -antes del siguiente bloque-, revisen junto con su hijo el "Libro de habla" y compartan las actividades que más lo motiven.

Como se ha expuesto, la terapia la implementa en el consultorio el terapeuta -con una participación activa de la familia- y luego en el hogar los padres, pero puede extenderse también al ámbito escolar. El maestro puede contribuir al tratamiento a través de una comunicación fluida con el terapeuta, reforzando incidentalmente los *targets*, realizando tareas metalingüísticas y usando estrategias como las correcciones modeladoras y la estimulación de las revisiones y reparaciones.

Según Bowen y Cupples (2004), esa forma de inclusión de los padres, personas cercanas al niño y maestros en el proceso terapéutico, constituye una contribución clave para su efectividad y eficacia

Nuestra propuesta terapéutica

En este último apartado, nos centraremos en el *Programa de terapia fonológica*, cuyos lineamientos prácticos han sido desarrollados en Graciano-Kornuta (2005). En el mismo, se propone una metodología funcional y una modalidad interactiva, donde se combinan algunos elementos de los abordajes vistos con anterioridad.

Como terapia fonológica, este programa se basa en los siguientes principios teóricos:

- Los errores hallados en el habla infantil se conciben como procesos fonológicos o reglas propias de cada niño, y no como errores aislados.
- El objetivo principal del tratamiento es lograr una reorganización activa del sistema fonológico y no la producción fonética de los sonidos.
- Se busca la generalización, sin necesidad de abordar todos los *targets* posibles.
- Se enfatiza el uso de los sonidos del habla con propósitos comunicativos.

No obstante, y como sugiere Williams (2005), los trastornos en el habla ocurren a lo largo de un continuo fonético-fonémico (si bien la mayoría descansa más cerca del lado fonémico). Siendo muy habitual la coexistencia de trastornos fonémicos y fonéticos, no pueden dejar de considerarse en la intervención, aspectos articulatorios. Por lo tanto, el tratamiento debería estructurarse de tal manera de propiciar ambos tipos de aprendizaje.

Siguiendo el modelo propuesto por Ingram (1976), se consideran los niveles de percepción, producción y principalmente, el de organización fonémica.

Los *targets* de tratamiento se abordan a través de distintos niveles lingüísticos: sonido o sílaba aislada, palabra y frase, siempre asociados a un contexto significativo. Se comienza con aquellos procesos fonológicos que más afectan la inteligibilidad y de resolución más temprana en la evolución típica. Dentro de cada proceso, se abordan los *targets* menos complejos para el niño, es decir, los más estimulables. En general, se focaliza sobre un contraste a la vez para cada proceso (estrategia vertical), aunque pueden abordarse varios contrastes ante la presencia de colapsos fonémicos (estrategia horizontal). En todos los casos, se busca la generalización a contrastes no trabajados. La propuesta terapéutica incluye los siguientes ítems:

Focalización sobre los *targets* de tratamiento: es una etapa donde se trabaja específicamente sobre el *input*, focalizando la atención e interés del niño en los sonidos del habla y las diferencias entre el *target* y su sustituto. Se realizan actividades de percepción auditiva, conciencia fonológica y monitoreo del habla, que se incluyen en las siguientes fases (basadas en el Entrenamiento Sensorio Perceptivo de Van Riper, 1978):

- ***Identificación:*** se busca que el niño reconozca el *target* en forma aislada. Habitualmente, se le dan metáforas para que establezca una asociación significativa y compare el sonido con otros. Por ejemplo: si se aborda el proceso de oclusivización, se pueden introducir los sonidos fricativos /*f*, s, y, x/ a través de sus respectivas imágenes *"viento", "víbora", "lluvia"* y *"león"*. Otro recurso sería presentar el contraste oclusivo-fricativo a partir de un ejemplar sencillo como /x-k/ mediante imágenes como *"león"* y *"cangrejo"* respectivamente.
- ***Segmentación:*** el terapeuta produce el sonido *target* en diversas posiciones de palabra y el niño debe indicar cada vez que lo escucha. La tarea puede resultar

especialmente dificultosa para niños pequeños por lo que es conveniente comenzar con el *target* en posición inicial de palabra. Siguiendo con el proceso de oclusivización, podríamos decirle aleatoriamente palabras que se inicien con /x/ y palabras que se inicien con /k/, y el niño debe indicar cuáles comienzan con *"el sonido del león"*.

- ***Estimulación perceptiva focalizada:*** se realizan actividades compartidas de juego simbólico o reglado donde se expone al niño al sonido *target* de manera redundante y significativa, mediante palabras claves elegidas cuidadosamente para la situación lúdica. En nuestro ejemplo, podríamos recrear un "juego de baño", con personajes como *"Juan"*, *"Javi"* y palabras como *"jabón", "esponja"*.
- ***Detección del error:*** el niño oye el sonido *target* contrastado con el error en una variedad de contextos. Se lo induce a que indique si la producción del terapeuta es correcta o no. Por ejemplo: *"Esto es un kabón. ¿Está bien o está mal?"*. En una segunda etapa se solicita que identifique errores en su propia producción (automonitoreo del habla).

El uso de *pares mínimos* puede ser particularmente importante para diferenciar los fonemas que se van a contrastar y poner en evidencia el error del niño. Como se expuso, nuestra elección se basa en el abordaje de oposiciones tradicional, es decir, contrastando fonema *target* y sustituto. Para evitar el inconveniente de incluir palabras poco frecuentes o difícilmente dibujables, se puede recurrir al uso de nombres de personajes inventados. Por ejemplo, podemos presentarle al niño dos títeres, de un niño y de un perro, y llamarlos respectivamente *"Javi"* y "*Kavi*"; cuando el terapeuta se equivoque simulando la sustitución del niño, denominará de la misma manera a los dos personajes, exponiendo el error. La propuesta permite además la implementación de pseudopalabras, que permiten trabajar directamente sobre la programación fonológica, sin la influencia léxica.

Estimulación de la producción fonética: se incluye como una práctica imprescindible cuando coexisten problemas de tipo articulatorio o práxico, e implica la enseñanza específica de los movimientos motores necesarios para la producción del *target*. Los niños con trastornos fonológicos que puedan producir todos los fonemas de la lengua no necesitarán ese entrenamiento y la terapia se centrará en la reorganización del sistema. Pero aquellos que presenten ciertas dificultades para la producción de algún sonido deberán recibir ayuda para realizarlo y estabilizarlo mediante distintas técnicas:

- Explicación del punto y el modo articulatorio.
- Imitación directa.
- Uso del espejo.
- Estimulación propioceptiva.
- Modificación de un sonido similar que sirva como pista.
- Obtención a partir de contextos facilitadores (sílaba aislada, posición inicial).

Uso de los nuevos contrastes fonológicos en contexto comunicativo: una vez que el niño puede percibir y producir el *target*, y es más consciente de los errores, abordamos el uso en situación comunicativa. Específicamente, se apunta a mejorar su capacidad para programar palabras a través de los siguientes recursos:

- ***Juegos con pares mínimos:*** se trabaja con los mismos estímulos de la primera etapa, pero se invita al niño a producir dentro de la situación comunicativa. Por ejemplo: *"¿De quién es el pantalón? ¿De Javi o Kavi?"* Constituye la forma más específica de forzar al uso del contraste, pues de lo contrario se cae en un error de comunicación.
- ***Actividades con cartas o tarjetas:*** las mismas representan gráficamente palabras frecuentes para el habla infantil y permiten la realización de una variedad de juegos con el mismo vocabulario: adivinar la palabra a través de pistas verbales, completar oraciones, inventar oraciones, etc. De ese modo, se obtienen palabras relevantes para un contraste determinado. En nuestro ejemplo podrían seleccionarse los siguientes estímulos: palabras con /x/ como *jamón, jabón, jirafa, oveja, ojo,* palabras con /k/ *casa, cama, caballo, queso, cuchara,* y palabras con /x/ y /k/ como *caja, conejo, cajón.*
- ***Juegos reglados o simbólicos:*** se trata de situaciones como las presentadas en la fase de estimulación perceptiva focalizada, donde el niño se ve inducido a producir palabras o expresiones claves.
- ***Tareas de agilización:*** son tareas que involucran procesos de atención y memoria, y que estimulan la programación fonológica. Por ejemplo, luego de

realizar en una hoja varios dibujos correspondientes a palabras con /x/ (y en una segunda instancia, a palabras con /x/ y palabras con /k/); uno de los participantes señala 3 o 4 dibujos y el otro debe nombrarlos sin olvidarse de ninguno. En esos casos, el niño debe realizar una actividad que exija una mayor demanda de procesamiento y, al mismo tiempo, programar correctamente una secuencia de palabras con el fonema o el contraste *target*.

Al ser una etapa basada en la intercambio, se hace especial hincapié en la estimulación del automonitoreo del habla por parte del niño como herramienta fundamental para el uso de estrategias de reparación de la comunicación. Al respecto, se proponen estrategias de intervención para incluir en la interacción como las sugeridas por Bowen (1998), algunas de las cuales se trasmiten a los padres del niño, siempre contemplando las características de cada grupo familiar.

Orientación a los padres: fundamentalmente se les informa acerca de la naturaleza del trastorno de su hijo y la importancia de su apoyo y acompañamiento en el proceso terapéutico. En nuestra propuesta, su intervención consiste en realizar algunas de las actividades lúdicas desarrolladas en las sesiones (excluidas las que son más artificiales y dirigidas), pero principalmente en aplicar estrategias que favorezcan el desarrollo del monitoreo del habla. Algunas indicaciones serían las siguientes:

- Evitar corregir al niño constantemente, así como forzarlo a una repetición inmediata.
- Hacer uso de las estrategias para resaltar el contraste abordado en las sesiones, y no para todos los errores presentes en el habla del niño. Esa indicación es fundamental al inicio del tratamiento con el fin de evitar cansancio y frustraciones.
- Favorecer la producción espontánea del niño mediante un pedido de aclaración (*¿Cómo? No entendí.*).
- Imitar el error del niño y autocorregirse.
- Valorar las autocorrecciones del niño y sus intentos de aproximarse a la forma adulta.

En nuestra experiencia, la aplicación de este programa ha resultado ser efectiva para niños con distintos niveles de gravedad en su trastorno fonológico. No obstante, para aquellos casos de trastornos muy graves, caracterizados por la presencia de estructuras de palabra rudimentarias y un repertorio consonántico extremadamente reducido, se opta generalmente por un abordaje no lineal, o de vocabulario clave ante trastornos inconsistentes.

Algunos comentarios finales

Como puede observarse a lo largo de este capítulo, existe una gran variedad de abordajes dentro de la denominada intervención fonológica. Probablemente tenga relación con la diversidad de trastornos que pueden encontrarse en el habla de los niños (ver, por ejemplo, las clasificaciones de Dodd y de Shriberg presentadas en el Capítulo 2).

Si analizamos lo estrictamente fonológico, encontramos diferencias en cuanto al tipo de errores (estructurales, fonémicos, retrasados o desviados, consistentes o inconsistentes) así como en el grado de gravedad del cuadro. Por otro lado, no pueden dejar de considerarse otros factores (cognitivo-lingüísticos, personales, sociales, familiares, perceptivo-motores) que son igualmente importantes para su evolución y que deben tenerse en cuenta a la hora de elaborar un plan de tratamiento.

En vista de toda esa variabilidad, no puede esperarse que un único abordaje sea útil y adecuado para todos los pacientes. Como establece Brackenbury (2004): "No hay un mejor abordaje fonológico, hay mejores abordajes para cada niño individual".

Por lo tanto, la selección de los objetivos, estrategias y recursos deberían siempre ajustarse a las necesidades y posibilidades particulares de cada caso.

5

ABORDAJE DE LA CONCIENCIA FONOLÓGICA

La conciencia fonológica es una habilidad metalingüística que implica el reconocimiento, la identificación, el aislamiento y la manipulación de los elementos mínimos (sílabas y fonemas) que componen las palabras.

Permite relacionar los fonemas con los grafemas. Para que el niño pueda aprender a leer y a escribir, debe comprender la naturaleza fónica de las palabras, es decir, que están formadas por sonidos que deben distinguirse como unidades separadas y se suceden en un orden temporal.

Existe un período de solapamiento entre la finalización del desarrollo fonológico y el inicio de la conciencia fonológica, donde se genera una interacción entre ambos. A su vez, eso posibilita una influencia recíproca entre el desarrollo de las habilidades metafonológicas y el aprendizaje de la lectoescritura.

Gran parte de las dificultades en la lectura pueden explicarse por deficiencias en el procesamiento fonológico. Por este motivo, es fundamental la planificación de actividades de estimulación y prevención en la conciencia fonológica en el nivel de educación inicial, y un abordaje directo en los primeros años de Educación Primaria.

Desarrollo metafonológico

Existen distintas etapas en el desarrollo de las habilidades metalingüísticas, que deben tenerse en cuenta oportunamente al planear su intervención. Los objetivos iniciales apuntarían a los niveles más básicos, de tal manera de introducir progresivamente al niño en el conocimiento explícito de las estructuras sonoras de las palabras.

En primer lugar, se desarrolla la *conciencia léxica*, que consiste en la identificación de las palabras que componen una frase. Implica distintas habilidades: contar la cantidad de palabras que componen una frase escuchada, inventar oraciones con determinado número de palabras, identificar palabras largas y cortas, encontrar palabras dentro de otras más largas.

Otros conocimientos tempranos son:

- el de la *rima o aliteración,* mediante el que el niño se da cuenta de que dos palabras comparten un mismo grupo de sonidos, ya sea al principio (aliteración) o al final de la palabra (rima),
- y el *conocimiento silábico,* que se refiere a la capacidad que tiene el niño para operar con los segmentos silábicos de las palabras.

Los niños prelectores, entre los 4 y 5 años, no tienen por lo general dificultades para realizar tareas de identificar, aislar o segmentar palabras en sílabas, al igual que realizar tareas de rima o conciencia léxica.

Posteriormente, surge el *conocimiento intrasilábico,* es decir, la capacidad de identificar los elementos internos de la silaba: el ataque u *onset*, que se refiere a la consonante inicial o conjunto de consonantes iniciales, y la rima, o sea, el núcleo vocálico y las consonantes que la siguen: la coda. En general, ese conocimiento no se adquiere en preescolares.

Por último, el *conocimiento segmental* o conciencia fonológica propiamente dicha, que hace referencia al conocimiento de la palabra como una secuencia de segmentos fónicos o fonémicos. Según la mayoría de los investigadores, ese conocimiento se adquiere en contacto con la lectura (ver González Valenzuela 1994).

Es muy importante destacar el papel que se le asigna a las dificultades en la memoria de trabajo como causa de las dificultades en la adquisición de las habilidades fonológicas, metafonológicas y de lectoescritura. En general, por las fallas que se producen en la codificación, almacenamiento y recuperación de las unidades lingüísticas; y particularmente, porque durante el comienzo de la adquisición de las habilidades para la lectura, las reglas de conversión grafema - fonema para cada segmento de la palabra deben guardarse en la memoria mientras se procesan los nuevos segmentos.

Las palabras largas y aquellas que implican reglas de conversión fonema - grafema más complejas (con varias alternativas) requieren mayor uso de la memoria.

Nuestro sistema de escritura es alfabético, es decir, se basa en la representación gráfica de los sonidos de la lengua. Presenta ciertas reglas de correspondencia: de conversión fonema-grafema para la escritura y a la inversa, de conversión grafema-fonema, para la lectura.

Cuando la correspondencia es biunívoca, es decir, a cada grafema le corresponde un solo fonema, decimos que esa lengua es regular y que su sistema es transparente o superficial; de lo contrario, cuando a un fonema le pueden corresponder varios grafemas, la lengua es opaca o profunda.

El español, para la lectura, es una lengua regular. Sólo se deben conocer algunas reglas relacionadas con el contexto. Por ejemplo: si el grafema "g" va acompañado de "e, i", se lee /x/ como en *magia* y *genio* y acompañado de "*a, o, u*" se lee /g/ como en *gato, gota* y *guante.*

En cambio, para la escritura existen casos donde no hay una correspondencia biunívoca, ya que a algunos fonemas le corresponden dos o más grafemas. Tal es el caso del fonema /b/ al que le puede corresponder el grafema "b" como en *bebé* o *boca,* o "v" como en *vaca* o *vino* (ver Delfior Citoler, 1996).

Evaluación de la conciencia fonológica

Debe tomarse como signo de riesgo el que las habilidades de conciencia fonológica no estén presentes o aparezcan poco desarrolladas en el nivel preescolar. Eso se refleja en una falta de interés del niño por los símbolos escritos o juegos que impliquen rimas, identificación de sílabas o sonidos en palabras.

En nuestro ámbito de trabajo, utilizamos la estructura de evaluación propuesta por González Valenzuela (1994), que incluye los siguientes ítems:

- capacidad de identificación de determinadas sílabas y fonemas;
- recuento de sílabas y fonemas;
- omisión de sílabas y fonemas;[10]
- y adición de sílabas y fonemas.[11]

10 Consiste en pedirle al niño que nos diga qué sílaba / fonema debe quitar a una palabra dada para transformarla en otra determinada.

11 El niño debe responder qué sílaba/ fonema hay que agregar a una palabra para obtener otra estipulada.

La evaluación se realiza con apoyo grafico (ilustraciones solamente, sin la palabra escrita). Las subpruebas se administran en el orden presentado: primero con referencia a la sílaba y luego al fonema.

Resulta interesante evaluar, además, la capacidad de identificar palabras que rimen y realizar un chequeo de la conciencia léxica, observando si el niño puede identificar las palabras que componen una oración.

Siguiendo la misma línea, encontramos el protocolo y posterior trabajo de estimulación desarrollado en nuestro país, la Batería de evaluación de la conciencia fonológica y lectoescritura inicial – JELK (Pearson, 2008).

Estimulación de la conciencia fonológica

Como primer acercamiento a la conciencia fonológica, debemos introducir ejercicios de **segmentación léxica**. Tales actividades implican la reflexión sobre las palabras que contienen las oraciones. Al principio, sólo se trabaja con oraciones que incluyan pocas palabras, todas de contenido, ya que implican tareas de baja dificultad para los niños prelectores. Posteriormente, se va aumentando el número de palabras y se incluyen palabras de clase cerrada como artículos, preposiciones, conjunciones y pronombres. Por consiguiente, se recomienda primero trabajar actividades de segmentación de oraciones simples y después, de oraciones coordinadas. Algunas de las actividades propuestas son:

- A partir de una oración correspondiente a un dibujo, el niño debe identificar las piezas léxicas constituyentes y luego seleccionar las ilustraciones que representen a cada una de ellas. Primero, se trabaja con oraciones con palabras de clase abierta y luego, se agregan oraciones con palabras de clase cerrada; las últimas pueden representarse con cartones en blanco o con algún color en especial que lo identifique -para niños prelectores- o directamente con la palabra escrita. Por ejemplo: si el dibujo muestra a un perro llamado *Fito* comiendo carne, entonces el niño deberá buscar el dibujo del perro, el que representa a la palabra *come* y el que representa a la *carne*, y procederá a colocarlos en el orden correspondiente para armar la oración “Fito come carne”. Luego se puede cambiar alguno de estos dibujos y decir en voz alta la oración que quedó formada. Por ejemplo: “María come carne” o “Fito come queso", etc. Si el niño ya está iniciado en la lectoescritura, se le puede pedir luego que escriba la oración.

- Comparar el número de palabras que contengan dos oraciones diferentes.
- Omitir la palabra inicial de una oración.
- Añadir nuevas palabras a una oración.

A continuación, podemos trabajar sobre el nivel de la **rima** y la **aliteración**. Así, el niño comienza a tomar conciencia de los segmentos fonológicos y entender que las palabras pueden agruparse sobre la base de sonidos comunes: iniciales (aliteración) y finales (rima). Las actividades incluyen el uso de canciones infantiles o tradicionales, identificar inicios o rimas en objetos concretos o representados gráficamente, unir dibujos que rimen, tachar el que no corresponda entre varias opciones, etc.

También puede abordarse la **conciencia silábica**. En primer lugar, se proponen actividades de *segmentación silábica* para continuar luego, con la *síntesis* y el *análisis silábico*. Por ejemplo:

- Representar gráficamente (por ejemplo: dibujando cruces) o concretamente (por ejemplo: con fichas), la cantidad de sílabas que componen una palabra. Es útil el apoyo de las palmas para la segmentación.
- Clasificar palabras de acuerdo con el número de sílabas.
- Adivinar a cuál de los objetos o dibujos presentados (por ejemplo: *payaso, caracol, pantalón*) corresponde la secuencia emitida (ejemplo: "ca" - "ra" - "col").
- Adivinar la palabra producida y hacer un dibujo que la ilustre: "e"- "le"- "fan"-"te".

Progresivamente, se aumentará el número de sílabas de las palabras presentadas, así como se complejizará la estructura silábica (primero se presentan sílabas directas CV, luego VC, después CVC y finalmente, CCV).

Como tareas de identificación de sílabas proponemos las siguientes:

- Jugar al "Veo veo" con la consigna de elegir cosas que contengan determinada sílaba.
- Dibujar objetos que contengan una sílaba determinada.
- Identificar dibujos por determinada sílaba.

Las actividades deben hacerse con sílabas en distintas posiciones de la palabra.

Finalmente, podemos realizar tareas de omisión y adición de sílabas para formar otras palabras, siempre recurriendo al soporte gráfico (se muestra cómo se forman distintas palabras de acuerdo a la sílaba que se omita: *pan*-talón, toma-*te*, *za*-pato; o se agregue).

El último nivel consiste en trabajar sobre la **conciencia fonémica** propiamente dicha.

En primer lugar, se aborda la segmentación de sonidos que ocupen distintas posiciones en las palabras. Es aconsejable comenzar con sonidos vocálicos y luego continuar con los consonánticos. Algunas actividades pueden ser:

- Que el niño de una palmada cada vez que escucha una palabra que comience o termine con un sonido determinado.
- Dibujar cosas que comiencen con un sonido determinado.
- Agrupar objetos que comiencen con un sonido determinado.
- Colocar un dibujo seguido de otros cuatro, de los cuales uno represente una palabra que comience con el mismo sonido que la palabra representada en el primer dibujo. Pedirle que lo identifique.
- Buscar en un libro dibujos de cosas que comiencen con un sonido determinado.
- Identificar el "intruso" entre varias tarjetas que representen dibujos de palabras con un mismo fonema inicial.
- Reconocer si un determinado fonema se ubica al comienzo, en el medio o al final de una palabra. Por ejemplo, colocar tres recipientes, poniendo fichas en el primero, segundo o tercero, de acuerdo a la posición del sonido en la palabra (ejemplo: "s" en *sapo*, *mesa* y *dos*).

Luego se trabaja sobre la segmentación y el ensamblaje de los elementos constituyentes:

- Se le presentan dibujos de palabras similares auditivamente y el niño debe indicar cuál es la que se le ha dicho (ejemplo: ante dibujos que representen *mal/mil* se le deletrea /m/--/a/--/l/).
- Adivinanzas: pronunciar secuencialmente los fonemas de una palabra y pedirle que la adivine.

- Dibujar la palabra que se le deletree.

Posteriormente se trabaja en tareas de omisión y adición de sonidos en distintas posiciones de la palabra procurando que queden otras palabras con significado: *jaula/aula, rosa/osa, pato/ato*, etc.

Como describimos en el capítulo anterior, el abordaje de la conciencia fonológica se incluye con distinta especificidad en la mayoría de los programas terapéuticos para niños con trastornos fonológicos. Las actividades explicadas aquí resultan útiles como complemento para los niños próximos a la adquisición del código lectoescrito.

BIBLIOGRAFÍA

Acosta, V.M., León, S. & Ramos, V. (1998). *Dificultades del habla infantil: Un enfoque clínico. Investigación, teoría y práctica.* Archidona (Málaga): Aljibe.

Alarcos Llorach, E. (1986). *Fonología española.* Madrid: Gredos.

Aguado, G., Cuetos-Vega, F., Domezain, M. & Pascual B. (2006). Repetición de pseudopalabras en niños españoles con trastorno específico del lenguaje: Marcador psicolingüístico. *Revista Neurológica, 43,* 201-208.

Baker, E., Croot, K., Mc Leod, S. & Rhea, P. (2001) Psycholinguistic models of speech development and their application to clinical practice. *Journal of Speech, Language, and Hearing Research, 44,* 685-702.

Baker, E. & Bernhardt, B. (2004). From hindsight to foresight: Working around barriers to success in phonological intervention. *Child Language Teaching and Therapy, 20,* 287-318.

Barlow, J.A. & Gierut, J.A. (2002). Minimal pair approaches to phonological remediation. *Seminars in Speech and Language, 23,* 57-67.

Bernhardt, B. & Gilbert, J. (1992). Applying linguistic theory to speech-language pathology: The case for nonlinear phonology. *Clinical Linguistics & Phonetics, 6,* 123-145.

Bernhardt, B. & Stoel-Gammon, C. (1994). Non-linear phonology: Introduction and clinical application. *Journal of Speech and Hearing Research, 37,* 123-143.

Bernhardt, B.H. & Holdgrafer, G. (2001a). Beyond the basics I: The need for strategic sampling for in-depth phonological analysis. *Language, Speech, and Hearing Services in Schools, 32,* 18-27.

Bernhardt, B.H. & Holdgrafer, G. (2001b). Beyond the basics II: Supplemental sampling for in-depth phonological analysis. *Language, Speech, and Hearing Services in Schools, 32,* 28-37.

Bernhardt, B.H. (2005). Selection of phonological goals and targets. En A.G. Kahmi & K.E. Pollock (Eds.). *Phonological disorders in children: Clinical decision making in assessment and intervention.* Baltimore, Maryland: Paul H. Brookes Publishing Co.

Bosch, L. (1983). El desarrollo fonológico infantil: Una prueba para su evaluación. *Anuario de Psicología, 28,* 86-114.

Bosch, L. (2004). *Evaluación fonológica del habla infantil.* Barcelona: Masson.

Bowen, C. (1998). *Developmental phonological disorders: A practical guide for families and teachers.* Melbourne: The Australian Council for Educational Research Ltd.

Bowen, C. & Cupples, L. (2004). The role of families in optimizing phonological therapy outcomes. *Child Language Teaching and Therapy*, *20,* 3, 245-260.

Bowen, C. & Cupples, L. (2006). Parents and children together in phonological therapy. *Advances in Speech-Language Pathology, 8,* 282-292.

Brackenbury, T. (2004). A comparative survey of phonological interventions. *OSLHA Convention.* Columbus, Ohio.

Camarata, S. & Nelson, K. (1992). Treatment efficiency as a function of target selection in the remediation of child language disorders. *Clinical Linguistics and Phonetics, 6,* 167-178.

Camarata, S. (1993). The application of naturalistic conversation training to speech production in children with speech disabilities. *Journal of Applied Behavior Analysis, 26,* 173-182.

Cervera Mérida, J.F. & Ygual Fernández, A. (2001). Evaluación e intervención en niños con trastornos fonológicos y riesgo de dificultad de aprendizaje de la lectura y la escritura. *Cuadernos de Audición y Lenguaje, 1,* 1-41.

Cervera Mérida, J.F. & Ygual Fernández, A. (2003). Intervención logopédica en los trastornos fonológicos desde el paradigma psicolingüístico del procesamiento del habla. *Revista Neurológica, 36,* 39-53.

Chomsky, N. & Halle, M. (1968). *The sound pattern of English.* New York: Harper & Row.

De La Osa, N. (1993). *Batería de exploración del lenguaje para preescolares: BEL-P.* Tesis presentada en la Universidad Autónoma de Barcelona.

Crosbie Sh., Holm A. & Dodd B. (2005). Intervention for children with severe speech disorder: A comparison of two approaches. *International Journal of Language & Communication Disorders, 40,* 4, 467–491.

Dean, E. & Howell, J. (1986). Developing linguistic awareness: A theoretically based approach to phonological disorders. *British Journal of Disorders of Communication, 21,* 223-238.

Defior Citoler, S. (1996). *Las dificultades de aprendizaje: Un enfoque cognitivo.* Málaga: Aljibe.

Dodd, B. & Iacono, T. (1989). Phonological disorders in children: Changes in phonological process use during treatment. *British Journal of Disorders of Communication, 24,* 333-351.

Dodd, B., Leahy, J. & Hambly, G. (1989). Phonological disorders in children: Underlying cognitive deficits. *British Journal of Developmental Psychology, 7,* 55-71.

Dodd, B., McCormack, P. & Woodyatt, G. (1994). An evaluation of an intervention program: The relationship between children's phonology and parents' communicative behaviour. *American Journal of Mental Retardation, 98,* 632–645.

Dodd, B. (1995). *Differential diagnosis and treatment of children with speech disorder.* Londres: Whurr Publishers.

Dodd, B. & Bradford, A. (2000). A comparison of three therapy methods for children with dipherent types of developmental phonological disorder. *International Journal of Language & Communication Disorders, 35,* 189-209.

Edwards, M.L. (1992). Phonological assessment and treatment. In support of phonological processes. *Languaje, Speech, and Hearing Services in Schools, 23,* 233-240.

Fey, M. (1992). Phonological assessment and treatment. Articulation and phonology: Inextricable constructs in speech pathology. *Language, Speech, and Hearing Services in Schools, 23,* 225-232.

Gathercole, S.E. & Baddeley, A.D. (1989). Evaluation of the role of phonological STM in the development of vocabulary in children: A longitudinal study. *Journal of Memory and Language, 28,* 200-213.

Gathercole, S.E. & Baddeley, A.D. (1990). The role of phonological memory in vocabulary acquisition: A study of young children learning new names. *British Journal of Psychology, 81,* 439-454.

Gathercole, S.E. & Adams, A.M. (1994). Children´s phonological working memory: Contributions of long-term knowledge and rehearsal. *Journal of Memory and Language, 33,* 672-688.

Gathercole, S.E. & Baddeley, A.D. (1995). Short-term memory may yet be deficient in children with language impairments: A comment on van der Lely and Howard.

Journal of Speech and Hearing Research, 38, 463-466.

Gathercole, S.E., Service, E., Hitch, G.J., Adams, A.M. & Martin, A.J. (1999). Phonological short-term memory and vocabulary development: Further evidence on the nature of the relationship. *Applied Cognitive Psychology, 13,* 65-77.

Gierut, J.A. (1989). Maximal opposition approach to phonological treatment. *Journal of Speech and Hearing Disorders, 54,* 9-19.

Gierut, J.A. (1992). The conditions and course of induced phonological change. *Journal of Speech and Hearing Research, 35,* 1049-1063.

Gierut, J.A. (2001). Complexity in phonological treatment: Clinical factors. *Language, Speech, and Hearing Services in Schools, 32,* 229-241.

Gierut, J.A. (2005). Phonological intervention: The how or the what? En A.G. Kahmi & K.E. Pollock (Eds.). *Phonological disorders in children: Clinical decision making in assessment and intervention.* Baltimore, Maryland: Paul H. Brookes Publishing Co.

Gil, R. (1999). *Neuropsicología.* Barcelona: Masson.

Goldsmith, J. (1990). *Autosegmental y metrical phonology.* Oxford: Blackwell.

Gonzalez Valenzuela, M.J. (1994). *Dificultades fonológicas: Evaluación y tratamiento.* Valencia: Promolibro.

Graciano, C. & Kornuta, A. (2005). *Terapia Fonológica: Lineamientos y Actividades.* Buenos Aires: Dunken.

Hodson B. & Paden E. (1983). *Targeting intelligible speech: A phonological approach to remediation.* San Diego: College-Hill Press.

Hodson, B.W. (1986). *The assessment of phonological processes - revised.* Danville, Illinois: The Interstate Printers & Publishers.

Hodson B. & Paden E. (1991). *Targeting intelligible speech: A Phonological approach to remediation* (2da. ed). Austin, Texas: PRO-ED.

Ingram, D. (1983). *Trastornos fonológicos en el niño*. Barcelona: Médica y Técnica. (Traducción del original inglés de 1976: *Phonological disability in children*. Londres: Edward Arnold).

Ingram, D. & Ingram, K.D. (2001). A whole-word approach to phonological analysis and intervention. *Journal of Language, Speech and Hearing Services in Schools, 32,* 271- 283.

Kahmi, A.G. (2005). Summary, reflections, and future directions. En A.G. Kahmi & K.E. Pollock (Eds.). *Phonological disorders in children: Clinical decision making in assessment and intervention*. Baltimore, Maryland: Paul H. Brookes Publishing Co.

Kirk, S.A., Mc Carthy, J.J. & Kirk, W.D. (2004). *ITPA, Test Illinois de aptitudes psicolingüísticas* (6ª. ed). Madrid: TEA.

Locke, J. (1980). The inference of speech perception in the phonologically disordered child. Part II. Some clinically novel procedures, their use, some findings. *Journal of Speech and Hearing Disorders, 45,* 445-468.

Maggiolo, M. & Pávez M.M. (2000). *Test para evaluar los procesos fonológicos de simplificación. TEPROSIF.* Santiago: Ediciones Escuela de Fonoaudiología. Facultad de Medicina. Universidad de Chile.

Martin, N., Rapalyea, L. & Ramage, E.; (2013). *Expressive One Word. Picture Vocabulary Test 4. Spanish-Bilingual Edition.* Novato CA: ATP Assessments.

Massone, M.I. & Borzone de Manrique, A.M. (1985). *Principios de trascripción fonética*. Buenos Aires: Macchi.

Monfort, M. & Juárez, A. (1989). *Registro fonológico inducido*. Madrid: CEPE.

Pearson, R. (2008). *Batería para la evaluación de la conciencia fonológica y lectoescritura inicial*. Buenos Aires: JEL Aprendizaje.

Pearson, R. (2008). *Actividades para estimular la conciencia fonológica*. Buenos Aires: JEL Aprendizaje.

Repáraz, Ch., Peralta, F. & Narbona, J. (1996). El test de percepción de diferencias (Caras) como instrumento de medida de la atención sostenida. *Revista de Ciencias de la Educación, 166,* 265-280.

Reynolds, C.R. & Bigler, E.D. (2001). *TOMAL, Test de memoria y aprendizaje. Manual y material en español*. Madrid: TEA.

Rvachew, S. (1994). Speech perception training can facilitate sound production learning. *Journal of Speech and Hearing Research, 37,* 347-357.

Rvachew, S. & Nowak, M. (2001). The effect of target-selection strategy on phonological learning. *Journal of Speech, Language, and Hearing Research, 44,* 610-623.

Saben, C.B. & Ingham, J.C. (1991). The effects of minimal pairs treatment on the speech-sound production of two children with phonological disorders. *Journal of Speech and Hearing Research, 34,* 1023-1040.

Serra Raventós, M. & Aguilar Mediavilla, E.M. (2003). *A-RE-HA. Análisis del retraso del habla*. Barcelona: Edicions Universitat de Barcelona.

Stampe, D. (1969). The acquisition of phonetic representation. *Papers from the Fifth Regional Meeting of the Chicago Linguistic Society*, 443-54.

Shriberg, L.D. & Kwiatkowski, J. (1982a). Phonological disorders I: A diagnostic classification system. *Journal of Speech and Hearing Disorders*, 47, 226-241.

Shriberg, L.D. & Kwiatkowski, J. (1982b). Phonological disorders III: A procedure for assessing severity of involvement. *Journal of Speech and Hearing Disorders, 47,* 256-270.

Shriberg, L.D., Austin, D., Lewis, B.A., McSweeny, J.L. & Wilson, D.L. (1997a). The percentage of consonants correct (PCC) metric: Extensions and reliability data. *Journal of Speech, Language, and Hearing Research, 40,* 708-722.

Shriberg, L.D., Austin, D., Lewis, B.A., McSweeny, J.L. & Wilson, D.L. (1997b). The speech disorders classification system (SDCS): Extensions and lifespan reference data. *Journal of Speech, Language, and Hearing Research, 40,* 723-740.

Shriberg, L.D, (2004). Diagnostic classification of five subtypes of childhood speech sound disorders (SSD) of currently unknown origin. *IALP Congress*. Brisbane, Queensland.

Stackhouse, J. & Wells, B. (1997). Psycholinguistic assessment of developmental speech disorders. *European Journal of Disorders of Communication, 28,* 331-348.

Stoel-Gammon, C. & Dunn, C. (1985). *Normal and abnormal phonology in children.* Austin, Texas: PRO-ED.

Stoel-Gammon, C., Stone-Goldman, J. & Glaspey, A. (2002). Pattern-based approaches to phonological therapy. *Seminars in Speech and Language*, *23,* 3-13.

Tyler, A.A. (2002). Language-based intervention for phonological disorders. *Seminars in Speech and Language*, *23,* 69-81.

Van Riper, C. (1978). *Speech Correction: Principles and Methods* (6ta. ed.). Englewood Cliffs, N.J.: Prentice-Hall.

Velleman, Sh. (2002). Phonotactic Therapy. *Seminars in Speech and Language, 23,* 43-55.

Velleman, Sh & Vihman, M. (2002), Whole-Word Phonology and Templates: Trap, Bootstrap, or Some of Each? *Language, Speech, and Hearing Services in Schools, 33,* 9–23.

Weiner, F.F. (1981). Treatment of phonological disability using the method of meaningful minimal contrast: Two case studies. *Journal of Speech and Hearing Disorders, 46,* 97-103.

Wechsler, D. (2005). *WISC-IV, Escala de inteligencia Wechsler para niños-IV.* Madrid: TEA.

Williams A.L. (1992). Multiple oppositions: an alternative contrastive therapy approach. *ASHA Annual Convention.* San Antonio, Texas.

Williams, A.L. (2000a). Multiple oppositions: Theoretical foundations for an alternative contrastive intervention approach. *American Journal of Speech-Language Pathology, 9,* 282-288.

Williams, A.L. (2000b). Multiple oppositions: Case studies of variables in phonological intervention. *American Journal of Speech-Language Pathology, 9,* 289-299.

Williams, A.L. (2005). A model and structure for phonological intervention. En A.G. Kahmi & K.E. Pollock (Eds.). *Phonological disorders in children: Clinical decision making in assessment and intervention.* Baltimore, Maryland: Paul H. Brookes Publishing Co.

APÉNDICE

PRUEBA DE PERCEPCIÓN FONOLÓGICA
(Graciano, Kornuta y cols.)

Fonemas

OPOSICIONES	ESTÍMULOS	
POR MODO	OCLUSIVA - FRICATIVA	
	PUMA	FUMA
	TACO	SACO
	CARRO	JARRO
	COCHE	COSE
	TACHO	TALLO
	ORAL - NASAL	
	CAPA	CAMA
	VUELA	MUELA
	VELA	VENA
	DADO	NADO
	LÍQUIDA - NO LÍQUIDA / ENTRE LÍQUIDAS	
	ALA	HADA
	CORO	CODO
	ZORRA	SODA
	PELA	PERA
	PELO	PERRO
	PERA	PERRA
POR PUNTO	LABIAL - DENTAL	
	PIZZA	TIZA
	FUMA	SUMA
	VÍA	DÍA
	RAMA	RANA
	LABIAL - PALATAL	
	SIFÓN	SILLÓN
	LABIAL - VELAR	
	PAPA	CAPA
	FUEGO	JUEGO
	BOTA	GOTA
	DENTAL - PALATAL	
	CANTA	CANCHA
	MASA	MALLA
	DENTAL - VELAR	
	BOTA	BOCA
	OSO	OJO
	SODA	SOGA
	PALATAL - VELAR	
	SELLA	CEJA
POR SONORIDAD	SONORO - SORDO	
	VINO	FINO
	BOCA	FOCA
	DOS	TOS
	CANDADO	CANSADO
	GASA	CASA
	GOTA	JOTA
	GARRA	JARRA

Estructuras

OPOSICIONES	ESTÍMULOS	
ATAQUE - NO ATAQUE	BALA POZO PATO LLORO LLORA ROSA	ALA OSO ATO ORO HORA OSA
ATAQUE SIMPLE - COMPLEJO	PANCHO CAVO PUMA LOBO BANCO PESO VASO PATO	PLANCHO CLAVO PLUMA GLOBO BLANCO PRESO BRAZO PLATO
NÚCLEO SIMPLE - COMPUESTO	VELA PE PATO ATO	VUELA PIE PATIO AUTO
CODA - NO CODA	TALCO CARPA PINZA PASTO DARDO	TACO CAPA PIZZA PATO DADO
BISÍLABO - POLISÍLABO	PATO ZETA PERA MATE MADERA TALÓN LLAMA	ZAPATO CAMISETA CAMPERA TOMATE MAMADERA PANTALÓN PIJAMA

PROCESOS FONÓLOGICOS

De acuerdo con Stampe (1969), los procesos fonológicos son estrategias de simplificación que modifican una forma adulta convirtiéndola en una más sencilla y manejable para el niño. Las simplificaciones no son aleatorias, sino que siguen patrones identificables, afectando a clases de fonemas y secuencias de fonemas.

Ingram (1976) explica que esos procesos tienen lugar entre las edades de 1:6 y 4:0 años. El niño tiene la tarea de adquirir en forma progresiva el sistema lingüístico al que está expuesto mediante la eliminación de los procesos fonológicos que están operando en su sistema. A partir del dominio de sus habilidades, la experiencia con el lenguaje y la interacción con el adulto se ve obligado a hacer una revisión de sus producciones (*feedback* o monitoreo) y establece la modificación del proceso, enriqueciendo su sistema de contrastes.

En general, se los divide en tres grandes grupos: procesos de simplificación de la estructura de la palabra o de la sílaba, procesos de sustitución y procesos de asimilación. Aquí consideramos la clasificación propuesta por Serra (2003) que los agrupa por niveles: nivel de la palabra (donde quedan incluidas las asimilaciones), nivel de la sílaba y nivel segmental (que comprende todas las sustituciones).

Procesos del nivel de la palabra

Los procesos que afectan la estructura de la palabra buscan reducir su complejidad y facilitar su programación; dependen del tipo de formato o plantilla fonológica que el niño pueda manejar.

- **Reduplicación:** proceso muy temprano en el desarrollo fonológico. El niño genera una forma de palabra simple repitiendo una sílaba básica. Ejemplo: *"nana" (manzana).*
- **Omisión de sílaba átona:** el niño disminuye el número de sílabas de la palabra mediante la eliminación de sílabas no acentuadas. Ejemplo: *"cacol" (caracol), "melo" (caramelo).* Puede tratarse de la sílaba inicial, media o final.

- **Fusión de sílabas:** el niño disminuye el número de sílabas de la palabra fusionando dos sílabas contiguas. Ejemplo: *"calita" (calesita), "telisión" (televisión).*
- **Metátesis y migración:** en ambos casos hay un error al programar la secuencia de fonemas en la palabra. En la metátesis, dos fonemas intercambian su lugar dentro de la palabra, la cual conserva su estructura CV. Ejemplo: *"vedera"* (CV'CVCV) en lugar de *vereda* (CV'CVCV). En la migración, un fonema cambia su lugar dentro de la palabra, lo que provoca un cambio en la estructura de la misma. Ejemplo: *"panio"* ('CVCDV) en lugar de *piano* ('CDVCV).
- **Asimilación:** un segmento se vuelve similar o igual a otro que se encuentra dentro de la misma palabra. El fonema asimilado puede aparecer correctamente en el contexto de otras palabras. Encontramos distintos tipos de asimilación:

  Vocálica: una vocal se vuelve igual a otra vocal de la palabra. Ejemplo: *"teléfeno" (teléfono), "cumpu" (compu).*

  Consonántica total: una consonante se vuelve igual a otra consonante de la palabra. Ejemplo: *"tantalón" (pantalón), "pepota" (pelota)*

  Consonántica parcial: una consonante se vuelve similar a otra consonante de la palabra. Según el rasgo asimilado, tenemos los siguientes tipos:

  - por modo: *"manana" (banana).*
  - por punto: *"pomo" (tomo).*
  - por sonoridad: *"paca" (vaca).*

  Las asimilaciones más comunes tanto en el desarrollo típico como desviado son las nasales y las de punto articulatorio.

Procesos del nivel de la sílaba

Los procesos de este nivel simplifican la estructura interna de la sílaba.

- **Omisión de la consonante inicial de la sílaba:** como su nombre lo indica, el niño omite la consonante inicial o el ataque de una sílaba básica. Ejemplo: *"ame" (dame), "peo" (perro).*

- **Omisión de la consonante final de la sílaba:** el niño omite la consonante final o coda silábica. Ejemplo: *"cata" (carta), "abo" (árbol).*
- **Omisión de la sonora después de una nasal o líquida:** puede considerarse una excepción de la regla anterior. Cuando a la nasal o líquida (generalmente /l/), le sigue una consonante sonora como */b,d,g/,* los niños tienden a omitir la sonora. Ejemplo: *"cuano" (cuando), "teno" (tengo), "bale" (balde).*
- **Reducción de grupos vocálicos:** se elimina el elemento cerrado del diptongo. Ejemplo: *"pe" (pie), "jala" (jaula).*
- **Reducción u omisión del grupo consonántico:** el niño simplifica u omite el ataque complejo. En la reducción, se omite un elemento del grupo consonántico, generalmente, la líquida. Ejemplo: *"pimo" (primo), "faco"* (flaco). En la omisión, elimina todo el grupo. Ejemplo: *"obo" (globo).*
- **Epéntesis:** consiste en el agregado de un fonema, generalmente para simplificar la estructura silábica CCV. Ejemplo: *"furuta" (fruta), "puluma" (pluma).*
- **Coalescencia:** es un proceso poco frecuente. Dos sonidos contiguos se fusionan y se reducen a uno nuevo que tiene características comunes a ambos. Ejemplo: *"san" (flan).*

Procesos del nivel segmental

Las sustituciones implican la simplificación de los fonemas o los rasgos que los componen. Afectan a clases de fonemas y no están influidas por el contexto de la palabra.

Sustituciones que afectan el modo articulatorio

- **Oclusivización:** los fonemas fricativos o continuos son sustituidos por fonemas oclusivos o interruptos. Ejemplo: *"peo" (feo), "ti" (sí), "cho" (yo), "cabón" (jabón).*
- **Fricativización:** se trata del proceso inverso al anterior y es poco frecuente en el desarrollo típico. El ejemplo más común lo constituye la sustitución de una fricativa por una africada (deafricación). Ejemplo: *"oyo" (ocho).*

- **Semivocalización:** generalmente afecta a las consonantes líquidas, que son sustituidas por semivocales o semiconsonantes. Ejemplo: *"uopa" (ropa), "fiaco" (flaco).*
- **Nasalización:** es un proceso poco habitual en el desarrollo y característico del trastorno. Las consonantes sonoras orales son sustituidas por nasales. Ejemplo: *"peno" (pelo), "nano" (dado).*
- **Desnasalización:** proceso contrario al anterior, muy poco frecuente. Indica la presencia de un trastorno. Ejemplo: *"babá" (mamá).*
- **Indiferenciación l-f-d:** proceso frecuente en el desarrollo y de resolución tardía. El niño utiliza los tres fonemas en forma indistinta. Es común que esté asociado a una falta de diferenciación perceptual. Ejemplo: *"pela" (pera), "dimón" (limón), "helaro" (helado).*

Sustituciones que afectan el punto articulatorio

- **Frontalización:** se trata de un proceso usual. Las consonantes velares y palatales se sustituyen por labiales y dentales. Ejemplo: *"dato" (gato), "tama" (cama), "suvia" (lluvia).*
- **Posteriorización:** es el proceso contrario al anterior, menos frecuente en el desarrollo. Ejemplo: *"moco" (moto), "guego" (dedo).*

Sustituciones que afectan la sonoridad

- **Sonorización:** proceso inusual en el desarrollo y signo de trastorno. Las consonantes sordas se sustituyen por consonantes sonoras. Ejemplo: "boto" (foto).
- **Desonorización:** proceso inverso al anterior, también poco frecuente y signo de trastorno. Ejemplo: "col" (gol).

PLANILLA DE REGISTRO FONOLOGICO

Mapa Fonológico

Ataque simple

p
t
tʃ
k
f
s
ʏ
x
b
d
g
m
n
ɲ
l
ɾ
r

Coda silábica

Nasal int.	Nb	lb	ɾb
final	Nd	ld	ɾd
l int.	Ng	lg	ɾg
final			
s int.			
final			
ɾ int.			
final			
Otras			

Ataque complejo

Grupos con /ɾ/

pɾ	tɾ	kɾ	bɾ	dɾ	gɾ	fɾ

Grupos con /l/

pl	tl	kl	bl	gl	fl

Diptongos

/ia/	/ai/	/ua/	/au/
/ie/	/ei/	/ue/	/eu/
/io/	/oi/	/ui/	/ou/
/iu/		/uo/	

Procesos fonológicos

- ***Nivel de palabra***

  Reduplicación

  Omisión de sílaba átona / tónica

  Fusión de la sílaba

  Metátesis/ Migración

  Asimilaciones

  Asimilación vocálica

  Asimilación consonántica total

  Asimilación consonántica parcial
  -por modo
  -por punto
  -por sonoridad

- **Nivel silábico**

  Omisión de la consonante inicial

  Omisión de la consonante final de la sílaba

  Omisión de la sonora después de una nasal o líquida

  Reducción del grupo vocálico

  Reducción del grupo consonántico

  Epéntesis

  Coalescencia

- **Nivel Segmental**

  Oclusivización

  Fricativización

  Frontalización

  Posteriorización

  Sonorización

  Desonorización

  Semivocalización

  Nasalización

  Desnasalización

  Indiferenciación l-ɾ-d

  Sustituciones Combinadas

PLANILLA EVALUACIÓN NO LINEAL

Nivel de Frase

Prosodia:

Partículas funcionales:

Nivel de la palabra

Acentuación de las palabras:

Longitud y forma de la palabra:

Monosílabas

Bisílabas

Trisílabas

Cuatrisílabas

Secuencias consonánticas:

Posiciones en la palabra:

Consonantes iniciales (ataques simples)

Consonantes finales (codas)

Grupos consonánticos (ataques complejos)

Nivel segmental

Fonemas

	Labiales	*Dentales*	*Palatales*	*Velares*
Oclusivas	**p**	**t**	**tʃ**	**k**
Fricativas	**f**	**s**	**y**	**x**
Sonoras	**b**	**d**		**g**
Nasales	**m**	**n**	**ɲ**	
Liquidas		**l** **ɾ** **r**		

Estimulabilidad:

REGISTRO DE FORMATOS BASICOS

Secuencias de punto articulatorio (CVCV)

C=

Papá

Pipí

Torta

Caca

Mamá

Nena

L- D

Pato

Mano

Mate

Moto

Pizza

Mesa

Pelo

Malo

Bota

L-V

Poco

Moco

Boca

Vaca

Barco

D-L

Tapa

Toma

Nemo

Nave

Nube

Sapo

Sopa

D-V

Toca

Loca

V-L

Capa

Copa

Cama

Come

V-D

Casa

Queso

Cola

C=: Consonantes iguales, L: Labial, D: Dental, V: Velar.